Ali H. Murad
Muna S. Merza

Transição Epitelial-Mesenquimal

Ali H. Murad
Muna S. Merza

Transição Epitelial-Mesenquimal

no Carcinoma de Células Escamosas Oral

ScienciaScripts

Imprint

Any brand names and product names mentioned in this book are subject to trademark, brand or patent protection and are trademarks or registered trademarks of their respective holders. The use of brand names, product names, common names, trade names, product descriptions etc. even without a particular marking in this work is in no way to be construed to mean that such names may be regarded as unrestricted in respect of trademark and brand protection legislation and could thus be used by anyone.

Cover image: www.ingimage.com

This book is a translation from the original published under ISBN 978-3-659-85074-5.

Publisher:
Sciencia Scripts
is a trademark of
Dodo Books Indian Ocean Ltd. and OmniScriptum S.R.L publishing group

120 High Road, East Finchley, London, N2 9ED, United Kingdom
Str. Armeneasca 28/1, office 1, Chisinau MD-2012, Republic of Moldova, Europe
Printed at: see last page
ISBN: 978-620-3-02758-7

LISTA DE CONTEÚDOS

RECONHECIMENTO

Estou muito grato ao Ministério do Ensino Superior e da Investigação Científica, ao Ministério da Saúde, à Cidade Médica (Laboratório de Histopatologia), ao Hospital AL-Shahed Gazi AL-Hareri, ao Hospital Al-Yarmok, ao laboratório de Bagdade e à Universidade de Bagdade, Faculdade de Medicina Dentária, por me terem dado a oportunidade de estudar.

Dr. Nabeel Abdul Fatah, Diretor da Faculdade de Medicina Dentária e ao Dr. Saif Siham Saleem, Chefe do Departamento de Estudos de Pós-graduação.

Gostaria de agradecer sinceramente à Assistente. Dr.ª Muna S. Merza e expressar a minha sincera gratidão pela sua inestimável supervisão e orientação contínua, que muito me ajudaram a realizar este trabalho ao longo dos meus estudos de pós-graduação.

Dr. Bashar Abdulallah, Diretor do Departamento de Patologia Oral e Maxilofacial, pelos seus valiosos conselhos e encorajamento contínuo.

Estou grato ao Dr. Mohamad Sobhi, Diretor de Patologia do Hospital AL-Shahed Gazi AL-Hareri, ao Dr. Wasan Hamdi, ao Dr. Seta Arshak, ao Dr. Mohamad Naser AL-Haj, ao Dr. Haydar AL-Qazaz e ao Dr. Ibrahem Salim pelo seu incentivo e assistência durante a realização deste trabalho.

Gostaria de agradecer ao Dr. Thaeer Walli (Faculdade de Medicina/Universidade de AL-Qadisiya) pelos seus grandes esforços na realização da análise estatística do estudo.

Os meus agradecimentos especiais ao Sr. Basim Mohammed e ao Sr. Falah Hassan Rubat pelas suas amáveis explicações, conselhos e ajuda técnica.

Gostaria de estender os meus agradecimentos aos meus colegas e amigos Dr. Karem AL-Mahamadaoy, Dr. Bushra Abdul-Aziz, Dr. Zaydon AL-Haj Kassim, Dr. Thair Kazaz pelo seu apoio durante o estudo.

Gostaria de expressar a minha gratidão ao Sr. Ayad Hazim, à Srta. Shatha Abdul-Muhsen, Miss. Suad Hashim pela sua ajuda constante sempre que necessário para a realização deste trabalho.

Estou muito grato à minha família pela sua paciência, encorajamento e apoio ilimitado que me ajudaram a realizar este trabalho.

RESUMO

Antecedentes:

O carcinoma espinocelular da cabeça e do pescoço é a neoplasia epitelial mais comum e é uma das seis doenças malignas mais comuns em todo o mundo. Apesar dos esforços para desenvolver biomarcadores para a deteção precoce e o prognóstico, a sobrevivência dos doentes com CECP não melhorou significativamente.

A transição epitelial-mesenquimal é um processo que descreve o desenvolvimento de células móveis, do tipo mesenquimal, a partir de células epiteliais parentais não móveis. Existem três tipos conhecidos de transição epitelial-mesenquimal que medeiam o desenvolvimento, a cicatrização de feridas e a carcinogénese. Estudos recentes indicam que o fenómeno da transição epitelial-mesenquimal desempenha um papel fundamental na agressividade do carcinoma.

A profundidade do tumor não foi medida uniformemente até à data, é considerada uma caraterística mais fiável, uma vez que muitos estudos demonstraram que o risco de metástases e de disseminação para os gânglios linfáticos cervicais aumenta com o aumento da profundidade do tumor, sendo razoável pensar que os tumores mais agressivos são os que têm maior capacidade de crescer verticalmente para baixo

Objectivos do estudo:

Avaliar, comparar e correlacionar a expressão imunohistoquímica de β-cat, MMP1, FN, SNAI1, &TWIST2 como marcadores de transição epitelial-mesenquimal com a profundidade do tumor, padrão de invasão, eosinofilia, mitose e intensidade de células inflamatórias no carcinoma espinocelular oral.

Materiais e métodos:

Um total de quarenta e cinco blocos retrospectivos fixados em formalina e incluídos em parafina de carcinoma espinocelular oral totalmente excisado foram incluídos neste estudo. Foi efectuada uma coloração de Hematoxilina & Eosina em cada bloco para reavaliação do exame histopatológico. Foi efectuada uma coloração imuno-histoquímica utilizando anticorpos monoclonais anti β-catenina, anti MMP1 e anti Snail1, enquanto foram utilizados anticorpos policlonais para anti Fibronectina e antiTwist2.

Resultados:

Quarenta e cinco doentes submetidos a remoção excisional de carcinoma espinocelular oral foram estudados retrospetivamente através da coloração de Hematoxilina & Eosina e imunohistoquímica para avaliar os parâmetros clínicos e patológicos: a maioria dos casos (31,11%) ocorreu na sétima década; o sexo masculino foi mais afetado do que o feminino, com uma proporção de 1,5:1. O local mais comum foi a língua (48,89%), e a maioria dos casos apresentou-se clinicamente como massa (53,33%). Histopatologicamente, (51,11%) eram bem diferenciados, (40%) moderadamente diferenciados e (8,89%) eram carcinomas pouco diferenciados. A invasão tumoral com "dedos" largos e empurradores, ou grandes ilhas tumorais separadas, com um aspeto estrelado, representou o padrão de invasão mais comum (46,67%). A maioria dos casos (57,78%) revelou uma profundidade do tumor superior a 7 mm, sendo a profundidade média do tumor de $6,98 + 2,67$ mm. O estádio do tumor e o envolvimento dos gânglios linfáticos revelaram uma associação estatisticamente significativa com a profundidade do tumor. Mais de metade dos casos (53,33%) apresentava 11-19 células mitóticas/ 10 HPF, (46,67%) apresentava infiltração celular moderadamente inflamatória e a maioria dos casos (75,56%) apresentava eosinofilia ligeira.

Imuno-histoquimicamente, a imunorreação positiva da β-catenina foi maioritariamente registada na pontuação 2 (51,11%), FN, MMP1 e Snail1 na pontuação 4 (40%, 55,56% e 53,33%), respetivamente, enquanto Twist2 foi a maioria dos casos registados como pontuação 3 (30 casos=66,67%).

Estatisticamente, a β-catenina mostrou uma associação significativa com o grau do tumor, o modo de invasão, a contagem mitótica e a eosinofilia, a MMp1 e o Snail1 com a idade do doente e a profundidade do tumor, todos os biomarcadores, exceto o Twist2, com o grau do tumor, enquanto o Twist2 mostrou uma associação significativa apenas com o local do tumor.

Verificou-se uma correlação significativa entre a expressão da β-catenina com a Fibronectina e o Snail1. Também foi encontrada uma correlação entre a expressão de fibronectina com MMP1, Snail e Twist2. Também a expressão de MMP1 se correlacionou significativamente com a expressão de Snail1.

Conclusão:

A correlação significativa entre a Matrix metalloproteinase1 e o Snail1, para além da correlação estatisticamente significativa de ambos os biomarcadores com a profundidade do tumor, especula que a Matrix metalloproteinase1 e o snail1 estão envolvidos nas fases iniciais da tumorigénese e no grau de profundidade de invasão no carcinoma espinocelular oral.

Abbreviation	Keys
a.a	Amino acid
Ab	Antibody
Abs	Antibodies
AJCC	American Joint Committee on Cancer
APC	Adenomatous polyposis coli
BCC	Basal cell carcinoma
bHLH	Basic-helix-loophelix proteins
BM	Basement membrane
BMP	Bone morphogenetic protein
CCA	Cell-Cell Adhesion
CDK	Cyclin dependent Kinase
CS-1	Connecting segment-1 peptide
DAB	Diamino benzidine
DDR2	Discoidin domain receptor tyrosine kinase 2
DNA	Deoxyribonucleic acid
DPX	Distyrene-Plasticizer-Xylene
EBV	Epstein Barr virus
E-cad	E-cadherin
ECF	Eosinophil chemoattractant factor
ECM	Extracellular matrix
EGFR	Epidermal growth factor receptor
ELISA	Enzyme-linked immunosorbent assay
EMT	Epithelial- mesenchymal transition
EndMT	Endothelial-mesenchymal transition

ETS	Erythroblast transformation specific
FN	Fibronectin
FSP1	Fibroblast-specific protein 1
H&E	Hematoxylin and Eosin
HCC	Human hepatocellular carcinoma
HCV	*Hepatitis C virus*
HGF	Hepatocyte growth factor
HIF	Hypoxia-inducible factors
HIV	Human immunodeficiency virus
HNSCC	Head and neck squamous cell carcinoma
HPF	high power field
HPV	Human papillomavirus
HSV	Herpes simplex virus
ICD-O	International Classification of Diseases for Oncology
ICI	Inflammatory cell infiltration
IF	Invasive front
IHC	Immunohistochemistry
IHC-p	glycosaminoglycan
IL-1	Interlukin-1
ILK	transcription factors
IPGS	Invasive pattern grading score
ITGA4	Integrin $\alpha4\beta1$
JNK	c-Jun N-terminal kinase
KDa	Kilo Dalton
LEF	Lymphoid enhancer binding factor
LN	Lymph node
LNM	Lymph node metastasis

MET	Mesnchymal-epithelial transition
MFs	Mitotic figures
MMPs	Matrix metalloproteinases
MMP1	Matrix metalloproteinase-1
MOI	Mode of invasion
NF-κB	Nuclear factor kappa B
OC	Oral cancer
OSCC	Oral squamous cell carcinoma
PI3	Phosphatidylinsitol-3
PM	Plasma membrane
POI	Pattern of invasion
PTI	Peritumoral inflammatory
ROS	Reactive oxygen species
R-Smad	Receptor-related Smad
RTK	Receptor tyrosine kinase
SCC	Squamous cell carcinoma
SD	Standard Deviation
SIP1	Survival of motor neuron protein interacting 1
SNP	Single nucleotide polymorphism
SPSS	Statistical package for social sciences
TAMs	Tumor associated macrophages
TATE	Tumor associated tissue eosinophils
TD	Tumor depth
TEMTIA	The EMT International Association
TFs	Transcription factors
TGF-α	Transforming growth factor alpha
TGF-β	Transforming-growth factor-beta

TIMP-1	Tissue inhibitors of matrix metalloproteinases-1
TIMPs	Tissue inhibitors of matrix metalloproteinases
TME	Tumor microenvironment
TNF-α	Tumor necrosis factor-alpha
TNF-β	Tumor necrosis factor-beta
TNM	Tumor-node-metastasis
TSCC	Tongue squamous cell carcinoma
TTh	Tumor thickness
UK	United Kingdom
VEGF	Vascular endothelial growth factor
WHO	World Health Organization
ZEB-1	Zinc finger E-box binding homeobox 1
α-cat	Alfa-catenin
β-cat	Beta-catenin

O carcinoma espinocelular da cabeça e do pescoço (CECP) é a oitava e a 13.ª neoplasia maligna mais comum no mundo, em homens e mulheres, respetivamente, sendo a maioria das neoplasias malignas do trato aerodigestivo superior carcinomas espinocelulares orais (CECP) (Warnakulasuriya, 2009). A incidência mundial estimada é de cerca de 500 000 novos casos por ano (Parkin et al., 2002), com mais de 63 000 eventos/ano na Europa (Ferlay et al., 2007). O termo cancro oral (CO) tende a ser utilizado indistintamente com CCEO, que representa a mais frequente de todas as neoplasias orais. Estima-se que mais de 90% de todas as neoplasias orais sejam CCEO (Choi e Myers 2008).

A transição epitelial-mesenquimal (EMT) é considerada um processo biológico reversível que é importante para a embriogénese normal e para o desenvolvimento de órgãos de organismos de camada única para organismos de várias camadas, particularmente durante a gastrulação e a migração de células da crista neural (Krisanaprakornkit e Iamaroon, 2012). Nos últimos anos, tem-se verificado um interesse crescente no papel da EMT na invasão. A EMT é um processo que descreve o desenvolvimento de células móveis, do tipo mesenquimal, a partir de células epiteliais parentais não móveis (Scanlon et al., 2013). Vários processos moleculares distintos estão envolvidos para iniciar uma EMT e permitir a sua conclusão. Estes incluem a ativação de factores de transcrição (TFs), a expressão de proteínas específicas da superfície celular, a reorganização e expressão de proteínas do citoesqueleto, a produção de enzimas que degradam a MEC e alterações na expressão de microRNAs específicos (Kalluri e Neilson, 2003).

Os cancros são tecidos complexos. Contêm células tumorais e o estroma circundante, que é constituído por vários tipos de células mesenquimatosas e pela matriz extracelular (MEC). Coletivamente, este tecido é referido como o microambiente tumoral (TME). Por conseguinte, a visão do cancro centrada nas células tumorais não tem em conta o contexto em que as células malignas subsistem.

A transição epitelial-mesenquimal (EMT) é considerada um processo biológico reversível que é importante para a embriogénese normal e para o desenvolvimento de órgãos de organismos de camada única para organismos de várias camadas, particularmente durante a gastrulação e a migração de células da crista neural (Krisanaprakornkit e Iamaroon, 2012). Nos últimos anos, tem-se verificado um interesse crescente no papel da EMT na invasão. A EMT é um processo que descreve o desenvolvimento de células móveis, do tipo mesenquimal, a partir de células epiteliais parentais não móveis (Scanlon et al., 2013). Vários processos moleculares distintos estão envolvidos para iniciar uma EMT e permitir a sua conclusão. Estes incluem a ativação de factores de transcrição (TFs), a expressão de proteínas específicas da superfície celular, a reorganização e expressão de proteínas do citoesqueleto, a produção de enzimas que degradam a MEC e alterações na expressão de microRNAs específicos (Kalluri e Neilson, 2003).

Os cancros são tecidos complexos. Contêm células tumorais e o estroma circundante, que é constituído por vários tipos de células mesenquimatosas e pela matriz extracelular (MEC). Coletivamente, este tecido é referido como o microambiente tumoral (TME). Por conseguinte, a visão do cancro centrada nas células tumorais não tem em conta o contexto em que as células malignas subsistem. De facto, à medida que o cancro progride, o microambiente circundante também evolui para um estado ativado através de interações tumor-estroma contínuas (Pietras e Ostman, 2010). A EMT causa a rutura da adesão célula-célula (CCA), a perda da polaridade apico-basal, a remodelação da matriz, o aumento da motilidade e a invasividade (Martin et al., 2010; Sun et al., 2010).

A β-catenina (β-cat) é uma proteína que, nos seres humanos, é codificada pelo gene CTNNB1 (MacDonald et al., 2009). A β-catenina desempenha um papel no CCA, controlando a adesão celular mediada por caderina na membrana plasmática (PM) e mediando a interação das moléculas de junção adherens com o citoesqueleto de actina (Brembeck et al., 2006). Em particular, foi sugerido que a redução da adesão celular mediada pelos complexos β-cat/E-cad está associada ao desenvolvimento e progressão do CECP (Andrews et al., 1997). Uma porção juncional de β-cat liga a E-caderina (E-cad) à a-catenina (a-cat) e, consequentemente, à estrutura dos microfilamentos de actina do citoesqueleto, desempenhando assim um papel muito representativo no que respeita à adesão celular. Corroborando esta importância, vários estudos têm demonstrado que a desregulação do complexo caderina-catenina, para além da expressão reduzida de β-cat, está presente em vários tipos de neoplasias malignas (Kurtz et al., 2006).

A metaloproteinase da matriz-1 (MMP1), também conhecida como colagenase intersticial e colagenase de fibroblastos, é uma enzima que, nos seres humanos, é codificada pelo gene MMP1. As metaloproteinases da matriz (MMPs) causam a degradação da MEC e das membranas basais (BM), pelo que podem desempenhar um papel fundamental no desenvolvimento do cancro (Stott-Miller et al., 2011). O nível de expressão relativa do ARNm da MMP1 foi mais elevado nos tecidos de grau histológico II/III do que nos de grau I, mais elevado no CCEO em fases avançadas (III/IV) do que nos tumores em fases iniciais (I/II). O gene MMP1 pode desempenhar um papel na invasão local do CCEO e pode servir como uma potencial molécula biomarcadora para o diagnóstico, o tratamento e a avaliação prognóstica do CCEO, tendo também valor clínico para a classificação do CCEO (Lü et al., 2008). As MMPs podem ser inactivadas por inibidores tecidulares específicos das metaloproteinases da matriz [TIMPs]. Até à data, foram identificados quatro TIMPs diferentes [TIMP-1, -2, -3, -4] (Thomas et al., 1999). Estudos recentes relacionaram o aumento da expressão de MMP e a diminuição da expressão de TIMP com a agressividade do tumor; no entanto, outros estudos mostraram uma expressão excessiva de TIMPs em alguns doentes com tumores avançados (Yoskizaki et al., 2001; Culhaci et al., 2004).

A fibronectina (FN) é uma glicoproteína de elevado peso molecular (~440kDa) da MEC que se liga a proteínas receptoras de membrana chamadas integrinas. À semelhança das integrinas, a FN liga-se a componentes da MEC como o colagénio, a fibrina e os proteoglicanos de sulfato de heparano (Pankov e Yamada, 2002). A FN desempenha um papel fundamental na adesão, crescimento, migração e diferenciação das células e é importante para processos como a cicatrização de feridas e o desenvolvimento embrionário (Pankov e Yamada, 2002). A alteração da expressão, degradação e organização da FN tem sido associada a várias patologias, incluindo o cancro e a fibrose (Williams et al., 2008).

A EMT é potencialmente destrutiva se for desregulada, e está a tornar-se cada vez mais claro que a utilização inadequada dos mecanismos da EMT é uma componente integral da progressão maligna de vários tumores epiteliais (Christiansen e Rajasekaran, 2006). Duas classes de factores de transcrição (TFs), incluindo as proteínas TWIST TWIST1 e TWIST2 e as proteínas SNAIL SNAIL1 e SNAIL2, desempenham um papel fundamental na indução da EMT. Foi relatado que a neoactivação destes genes, que são essencialmente silenciosos em tecidos epiteliais normais, está correlacionada com a EMT em vários tipos de cancro, incluindo carcinomas da mama, do cólon, do estômago, da tiroide e hepatocelulares (Eckert e Yang, 2011). A expressão aberrante destes TFs foi também associada ao desvio de programas à prova de falhas induzidos por oncogenes (apoptose e senescência prematura) e à resistência a fármacos, sugerindo que as proteínas TWIST e SNAIL podem interferir em vias dependentes e independentes da transdiferenciação (Smit e Peeper, 2010).

Objectivos do estudo:

1- Avaliar a lâmina corada com H&E para parâmetros histopatológicos incluindo a profundidade do tumor, MOI , eosinofilia, mitose e inflamação.

2- Avaliar a expressão imunohistoquímica de β-cat, MMP1, FN, SNAI1, &TWIST2 em amostras de biópsia de OSCC .

3- Correlacionar a expressão dos biomarcadores estudados com factores de prognóstico histopatológico, incluindo profundidade, POI, eosinofilia, mitose e inflamação.

4- Correlacionar a expressão dos biomarcadores estudados entre si.

CAPÍTULO I: REVISÃO DA LITERATURA

1.1 Carcinomas de células escamosas da cabeça e do pescoço:

Entre os tumores malignos da cabeça e do pescoço, o CECP é a neoplasia epitelial mais comum e é uma das seis neoplasias malignas mais comuns a nível mundial. O CECP é o sexto cancro mais comum, com uma incidência anual global de 500 000 casos. O CECP é um grupo heterogéneo de cancros, com um prognóstico variável, mas geralmente mau para os doentes (Parkin et al., 2002). Todos os anos, ocorrem cerca de 575 000 novos casos e 32 000 mortes em todo o mundo (Bhargava et al., 2010). O CECP é caracterizado por lesões na cavidade oral, laringe e faringe. Apesar dos esforços para desenvolver biomarcadores para a deteção precoce e o prognóstico, a sobrevivência dos doentes com CECP não melhorou significativamente (Molinolo et al., 2009). Os critérios clinicopatológicos são importantes para o tratamento e a previsão do resultado dos doentes. No entanto, dentro de um grupo de doentes que partilham as mesmas caraterísticas, ainda existe uma variação significativa no prognóstico (Thomas et al., 2005).

1.2 . Carcinoma oral de células escamosas (Definição e Epidemiologia)

Trata-se de uma neoplasia maligna do epitélio escamoso estratificado (Warnakulasuriya, 2009), que começa como uma displasia epitelial e progride até as células epiteliais displásicas romperem a MO e invadirem o tecido conjuntivo subjacente (Sapp et al., 1997). Existe uma grande variação geográfica na incidência deste cancro. Esta depende geralmente da cultura, dos factores de estilo de vida e do nível de desenvolvimento do país (Zini et al., 2010). O CO inclui um grupo de neoplasias que afectam qualquer região da cavidade oral, regiões faríngeas e glândulas salivares. No entanto. Estima-se que mais de 90% de todas as neoplasias orais sejam CCEO (Markopoulos, 2012). Em 20042009 foram diagnosticados mais de 300.000 novos casos de cancro oral e da orofaringe em todo o mundo. Durante o mesmo período, mais de 7.000 indivíduos afectados morreram destes cancros (Sharma et al., 2010). A nível mundial, as taxas de incidência do CO (por 100 000 casos) variam entre 2,0 (Reino Unido) e 9,4 (França); 4,4 na Colômbia e 13,4 no Canadá; 1,6 no Japão e 13,5 na Índia; e 2,6 na Nova Zelândia e 7,5 no Sul da

Austrália. O CO representa menos de 3% de todos os cancros nos Estados Unidos, mas é o sexto cancro mais comum nos homens e o décimo segundo cancro mais comum nas mulheres (Bhargava et al., 2010). No Iraque, o CO é responsável por cerca de 4,5% de todos os casos de cancro, de acordo com o registo de cancro iraquiano, e representa cerca de 91,5% de todo o CO e 37% do cancro da cabeça e do pescoço (Talabani, 2002).

1.2.1. Distribuição por idade e sexo:

Mais de 90% dos casos de CO ocorrem em doentes com mais de 40 anos e há um aumento quase linear da incidência com a idade. Aparentemente, não há diferenças prognósticas entre homens e mulheres (Lo et al., 2003), embora alguns autores tenham relatado taxas de sobrevivência mais baixas no sexo feminino, atribuídas ao atraso na procura de cuidados médicos e à menor aceitação do tratamento (Leite & Koifman, 1998). O CCEO afeta principalmente homens adultos, predominantemente entre a sexta e a sétima décadas de vida. Entretanto, a correlação do prognóstico com a idade parece controversa, sendo que alguns autores não demonstram relação entre elas (Marocchio et al., 2010), enquanto outros demonstram pior prognóstico em pacientes mais velhos (1998; Ribeiro et al., 2003). Na Índia, é o principal cancro entre os homens e a terceira neoplasia maligna mais comum nas mulheres (Notani, 2000). Sharma et al., (2010) descobriram que o rácio entre homens e mulheres é de 2,2:1, com o maior número de CCEO a desenvolver-se na quarta e quinta décadas de vida. As mulheres têm uma incidência menor do que os homens em todos os níveis etários (Zakrzewska, 1999). Na América do Sul, o Brasil tem a maior incidência (8,3 por 100.000 habitantes) (Marocchio et al., 2010). O tumor é muito agressivo nos grupos etários mais jovens e é frequentemente mal diagnosticado devido à falta de suspeição por parte dos profissionais de saúde (Neville et al., 2009). Em geral, são afectados indivíduos mais velhos (mais de 50 anos), principalmente homens (fumadores e consumidores de álcool) (Petti 2009). No entanto, estudos demonstraram que tem havido um aumento da incidência entre a população mais jovem (Andisheh-Tadbir et al., 2010).

No Iraque, a CO continua a ser uma doença altamente letal e desfigurante. Os doentes na quinta década de vida foram os mais frequentemente afectados, com um rácio de 2:1 entre homens e mulheres (Al-Rawi e Al-Talabani, 2007).

1.2.2. Distribuição do sítio:

O cancro oral pode ser definido como uma neoplasia que envolve a cavidade oral, que começa no lábio e termina no pilar anterior das fauces (Neville et al., 2009). Os locais mais frequentemente afectados pelo CO nos países ocidentais são os aspectos ventro-laterais da língua e o pavimento da boca, que representam mais de 50% dos casos (Jovanovic et al., 1993). Outros locais afectados são a mucosa bucal, retromolar, gengiva e palato mole, e os locais menos frequentemente envolvidos são o dorso da língua e o palato duro (Boyle et al., 1990). O lábio é o local mais frequentemente afetado em algumas comunidades (Boyle et al., 1990). Na parte sudeste do continente asiático, em partes da Arábia Saudita e do Sudão, o CO é significativamente elevado, principalmente na mucosa bucal e comissural, e é considerado um dos cancros mais comuns do corpo (Sunkaranarayanan, 1990).

Num estudo realizado em Sulaimani-Iraque, Talabani et al., (2010) verificaram que o lábio era o local mais frequentemente afetado (43,84%) por CO e a língua era o segundo local mais frequentemente afetado (21,92%).

1.2.3. Factores de risco:

O maior fator de risco para CO no mundo ocidental é o consumo de tabaco e álcool (Zygogianni et al., 2011). A mastigação de bétel é relatada como sendo o fator etiológico mais importante no CO. A mastigação de betel é popular nas populações indiana e taiwanesa e está associada a um aumento significativo do risco de CO (Subapriya et al., 2007). O consumo de noz de areca, narcóticos e cannabis também foi considerado um fator de risco para CO (Thavarajah et al., 2006).

A maioria dos doentes com CCEO estava subnutrida, sendo as mulheres em maior número, e verificou-se que o estado nutricional estava significativamente associado ao sexo (Ekramuddaula et al., 2011). A deficiência de ferro, especialmente a forma grave e crónica conhecida como síndrome de Plummer-Vinson ou Paterson-Kelly, está associada a um risco elevado de CEC. No entanto, existe uma incerteza consideravelmente maior sobre as ligações entre a dieta e o cancro da cavidade oral do que em relação a outros factores de risco, como o tabaco e o álcool (Parkin e Boyd, 2011).

A luz ultravioleta é um importante fator etiológico do cancro do lábio, particularmente em indivíduos de pele clara. O cancro do lábio é mais frequente nos trabalhadores ao ar livre que vivem em climas ensolarados (El-Mofty, 2010). A irradiação X, diminui a reatividade imunitária e produz anomalias no material cromossómico. Assim, não é de estranhar que a radioterapia na zona da cabeça e do pescoço aumente o risco de desenvolvimento posterior de uma nova neoplasia maligna oral primária (Neville et al., 2009).

A má higiene oral e a irritação crónica causada por um trabalho dentário defeituoso têm sido incriminadas na etiologia da OC. No entanto, existem poucas provas convincentes de que a irritação mecânica pode atuar como promotora, mas não como iniciadora de alterações malignas (Joshi, 2003). O papilomavírus humano (HPV), que também está intimamente associado a lesões orais benignas e malignas. Este vírus é detectado em condilomas, hiperplasia epitelial focal, papiloma de células escamosas e lesões orais malignas. Outros vírus, como o HSV e o EBV, têm sido associados a lesões orais pré-malignas e malignas (Jalouli et al., 2010). Num estudo japonês, foi demonstrado que a infeção pelo VHC estava fortemente associada à ocorrência de carcinomas primários múltiplos, bem como de CCEO primário (Nagao e Sata, 2009).

1.2.4. Caraterísticas clínicas:

Normalmente, nas fases iniciais, é indolor, mas pode desenvolver uma sensação de ardor ou dor quando está avançado. Alguns CCEO surgem em mucosas aparentemente normais, mas outros são precedidos por lesões pré-malignas clinicamente óbvias, especialmente eritroplasia e leucoplasia. Normalmente, o CCEO apresenta-se como uma úlcera com fissuras ou margens exofíticas elevadas. Pode também apresentar-se como um nódulo, uma lesão vermelha, uma lesão branca ou uma lesão mista de branco e vermelho, um alvéolo de extração que não cicatriza ou um aumento do LN cervical, caracterizado por dureza ou fixação. O CCEO deve ser considerado quando qualquer uma destas caraterísticas persistir durante mais de duas semanas (Markopoulos, 2012).

1.2.5. Classificação:

O cancro pode ser considerado uma família muito grande e excecionalmente heterogénea de doenças malignas, sendo o CEC um dos maiores subgrupos (Berman, 2004). O sistema ICD-O enumera uma série de subtipos morfológicos e variantes de neoplasias malignas de células escamosas, incluindo (OMS, 2005). Tabela 1.1.

Quadro 1-1: Variantes das neoplasias malignas de células escamosas

Carcinoma papilar
Carcinoma verrucoso de células escamosas
Carcinoma papilar de células escamosas
Carcinoma de células escamosas
Carcinoma espinocelular queratinizante de células grandes
Carcinoma espinocelular não queratinizante de células grandes
Carcinoma espinocelular queratinizante de células pequenas
Carcinoma espinocelular de células fusiformes
Carcinoma adenoide-pseudoglandular de células escamosas
Carcinoma intra-epidérmico de células escamosas
Carcinoma linfoepitelial

1.2.6. Caraterísticas histopatológicas:

O carcinoma de células escamosas surge do epitélio de superfície displásico e é caracterizado histopatologicamente por ilhas e cordões invasivos de células epiteliais escamosas malignas. As células escamosas individuais e os lençóis ou ilhas de células são vistos a prosperar como entidades independentes no interior dos tecidos conjuntivos. As células invasoras e as massas celulares podem estender-se profundamente ao tecido adiposo subjacente, ao músculo ou ao osso, destruindo o tecido original à medida que progridem. É frequente verificar-se uma forte resposta inflamatória ou imunitária do epitélio invasor e podem estar presentes áreas focais de necrose (Neville et al., 2009). Quer o tumor seja superficial ou profundamente invasivo, as células lesionais apresentam geralmente um citoplasma eosinofílico abundante com núcleos grandes, frequentemente com coloração escura (hipercromáticos) e um rácio nuclear/citoplasmático aumentado. São observados vários graus de pleomorfismo celular e nuclear. O produto normal do epitélio escamoso é a queratina, e podem ser produzidas pérolas de queratina (um foco redondo de células queratinizadas em camadas concêntricas) no epitélio lesional. Células isoladas também podem sofrer queratinização celular individual (Neville et al., 2009).

1.2.7. Estadiamento e classificação:

O tamanho do tumor e a extensão da disseminação metastática do CCEO são os melhores indicadores do prognóstico do doente. A quantificação destes parâmetros clínicos é designada por estadiamento da doença. A Tabela 1-2 resume o protocolo de estadiamento mais popular, o sistema tumor-nódulo-metástase (TNM). Este protocolo de estadiamento depende de três caraterísticas clínicas básicas (Neville et al., 2009).

1. T-Tamanho do tumor primário, em centímetros

2. N-Envolvimento dos gânglios linfáticos locais

3. M-Metástases à distância

Tabela 1-2: Sistema de estadiamento Tumor-Nodo-Metástase (TNM) para carcinoma oral

Tamanho do tumor primário

TX	Não existem informações disponíveis sobre o tumor primário
TO	Sem evidência de tumor primário
Tis	Apenas carcinoma *in situ* no local primário
Tl	Tumor com 2 cm ou menos de diâmetro maior
T2	Tumor com mais de 2 cm mas não mais de 4 cm de diâmetro maior
T3	Tumor com mais de 4 cm de diâmetro maior
T4a	(Lábio) O tumor invade o osso cortical, o nervo alveolar inferior, o pavimento da boca ou a pele da face (ou seja, queixo, nariz). O tumor é ressecável
T4a	(Cavidade oral) O tumor invade o osso cortical, os músculos extrínsecos profundos da língua (genioglosso, hioglosso, palatoglosso e estiloglosso), o seio maxilar ou a pele da face. O tumor é ressecável

T4b	O tumor envolve o espaço mastigador, as placas pterigóides ou a base do crânio e/ou envolve a artéria carótida inteira. O tumor é irressecável

LYMPH REGIONAL

NÓDULO ENVOLVIDO

(N)

NX	Os nós não puderam ser ou não foram avaliados
NÃO	Sem metástases nos gânglios linfáticos regionais
N1	Metástases num único nódulo ipsilateral com 3 cm ou menos de diâmetro maior
N2	Metástases num único gânglio ipsilateral com mais de 3 cm mas não mais de 6 cm de diâmetro grosso; gânglios ipsilaterais múltiplos, nenhum com mais de 6 cm de diâmetro grosso; ou gânglios bilaterais ou contralaterais, nenhum com mais de 6 cm de diâmetro grosso
N2a	Metástases num único nódulo ipsilateral com mais de 3 cm mas não mais de 6 cm de diâmetro gr
N2b	Metástases em múltiplos nódulos ipsilaterais, nenhum com mais de 6 cm de maior diâmetro
N2c	Metástases em nódulos bilaterais ou contralaterais, nenhum com mais de 6 cm de maior diâmetro
N3	Metástases num nódulo com mais de 6 cm de diâmetro maior
Envolvimento do Dist Metástases (M)	
MX	As metástases à distância não foram avaliadas
MO	Sem evidência de metástases à distância
M1	Metástases à distância estão presentes

Uma vez determinados os três parâmetros, estes são somados para determinar a fase adequada, Quadro 1-3 (Neville et al., 2009)

Tabela 1-3: Categorias de estadiamento clínico TNM para CCEO.

Estágio	Classificação TNM	QUINQUENAL RELATIV TAXA DE SOBREVIVÊNCIA	
		Cavidade oral	Lábio
Fase I	T1 N0 MO	68%	83%
Fase II	T2 NÃO MO	53%	73%
Fase III	T3 NO MO, ou T1, T2, ou T3 N1 MO	41%	62%
Fase IV		27%	47%
IVA	T4a NO ou N1 MO, ou T1, T2, T3, ou T4a N		

| IVB | Qualquer T N3 MO, ou T4b qualquer N MO |
| IVC | Qualquer lesão Ml |

Foram utilizados vários sistemas de classificação para o estadiamento e a classificação do CCEO, como a classificação de Broder (1920), que seguiu a classificação histopatológica de Broder, na qual os tumores foram classificados com base no grau de diferenciação e queratinização das células tumorais em quatro graus: Grau I: Tumores bem diferenciados, nos quais 75-100% das células são diferenciadas, Grau II: Tumores moderadamente diferenciados, nos quais 50-75% das células são diferenciadas, Grau III: Tumores pouco diferenciados, nos quais 25-50% das células são diferenciadas, Grau IV: Tumores anaplásicos, nos quais 025% das células são diferenciadas (Doshi neena et al., 2011).

Em 1973, Jakobsson et al. desenvolveram um sistema multifatorial de classificação de malignidade para obter uma avaliação morfológica mais precisa do potencial de crescimento dos CECs na região da cabeça e do pescoço. Para tornar os critérios morfológicos mais precisos, Anneroth e Hansen (1984) modificaram o sistema de classificação desenvolvido por Jakobsson et al. para aplicação aos CEC da língua e do pavimento da boca. Tabela 1-4 (Akhter et al., 2011).

Bryne et al. (1992) apresentaram uma hipótese que sugere que as caraterísticas moleculares e morfológicas na área da IF de vários CEC podem refletir melhor o prognóstico do tumor do que noutras partes do tumor; consequentemente, desenvolveram um sistema simples de classificação morfológica de malignidade que restringe a avaliação à IF profunda do tumor.

Tabela 1-4: Sistema de classificação multifatorial de Anneroth

	Classificação histológica da malignidade dos pontos da população de células tumorais			
	Ponto			
Parâmetro morfológico	1	2	3	4
Graus de queratinização	Altamente queratinizado >50% das células	Moderadamente queratinizada 20-50% das células	Queratinização mínima 5-20% das células	Sem queratinização 5-20% das células
Polimorfismo nuclear	Pouco polimorfismo nuclear >75% de células maduras	Polimorfismo nuclear moderadamente abundante 50-75% de células maduras	polimorfismo nuclear abundante 25-50% células maduras	Polimorfismo nuclear extremo 0-25% células maduras

Número de mitoses campo de alta potência (HPF)	0-1	2-3	4-5	>5
	Classificação histológica da malignidade relativamente à relação tumor-hospedeiro			
	Ponto			
Parâmetro morfológico	1	2	3	4
Padrão de invasão	Empurrando fronteiras infiltradas bem delimitadas	Infiltração de cordas sólidas, bandas, fios	Pequenos grupos de cordões de células infiltrantes n>15	Dissociação celular acentuada e generalizada em pequenos grupos de células n<15e/ou em células individuais
Fase de invasão	Carcinoma in situ e ou questionável	Invasão distinta, mas envolvendo apenas a lâmina própria	Invasão abaixo da lâmina própria adjacente aos músculos, tecidos das glândulas salivares e periósteo	Invasão extensa e profunda, substituindo a maior parte do tecido estromal e infiltrando o osso maxilar
Infiltração linfo-plasmocitária	Marcado	Moderado	Ligeiro	Não

Tabela 1-5: Sistema de classificação de Bryne 1989-1992 (ITF) para tumores invasivos frontais

Caraterísticas morfológicas	1	2	3	4
Grau de queratinização	Altamente queratinizado (>50% das células)	Moderadamente queratinizada (5-20% das células)	Queratinização mínima (5-20% das células)	Sem queratinização (0-5%)
Polimorfismo nuclear	Pouco polimorfismo nuclear (>75% de células maduras)	Polimorfismo nuclear moderadamente abundante (50-75% de células maduras)	Polimorfismo nuclear abundante (25-50% de células maduras)	Polimorfismo nuclear extremo (0-25% de células maduras
Número de mitoses (campo de alta potência)	0-1	2-3	4-5	>5
Padrão de invasão	Fronteiras de infiltração bem delineadas	Cordões, bandas e ou fios sólidos infiltrados	Pequenos grupos ou cordões de células infiltrantes (n > 15)	Pequenos grupos de células (n<15) e ou em células individuais
Resposta do hospedeiro (infiltrado linfoplasmocítico)	Marcado	Moderado	Ligeiro	Nenhum

1.1.8. Profundidade do tumor(TD) (espessura):

Tal como referido por Moore et al. (1986), a profundidade de invasão e o TTh não são a mesma coisa, sendo necessário fazer uma distinção, apesar de muitos autores utilizarem estes dois termos como sinónimos. A profundidade de invasão significa a extensão do crescimento do cancro no tecido por baixo de uma superfície epitelial. Nos casos em que o epitélio é destruído, alguns investigadores reconstroem uma linha de superfície e medem a partir desta linha. No entanto, a profundidade da invasão é por vezes expressa referindo-se às estruturas microscópicas, anatómicas e profundas que são atingidas, em vez de se referir a medições objectivas micrométricas em milímetros (Okamoto et al., 2002). Por outro lado, a espessura diz respeito a toda a massa tumoral; é necessário um parâmetro objetivo, que pode ser obtido utilizando um micrómetro ocular (Pentenero et al., 2005).

Breslow, (1979) definiu critérios rigorosos para a medição do melanoma cutâneo (isto é, do ponto mais profundo de invasão até ao topo da camada de células granulares da epiderme sobrejacente, excluindo queratina, paraqueratina e exsudados inflamatórios). Se a lesão estiver ulcerada, a base da úlcera serve como ponto de referência. Nos artigos relativos ao carcinoma oral, o TTh máximo foi mais frequentemente avaliado com um micrómetro ótico com várias técnicas de medição, consoante se escolheu como ponto de partida a superfície da mucosa, a superfície do tumor ou a base da úlcera, Figura 1-1 (Pentenero et al., 2005). Alguns autores adoptaram a técnica desenvolvida por Breslow e mediram verticalmente a partir da superfície do tumor ou da base da úlcera (Onercl et al., 2000; Sheahan et al., 2003) (Figura 1-1 A-D). Em alternativa, uma linha imaginária que indica o nível da mucosa intacta adjacente (Figura 1 B-E) ou da membrana basal (Figura 1 C-F) pode ser considerada o ponto de partida para medir a espessura do tumor no tecido subjacente até ao ponto mais profundo de invasão (O-charoenrat et al., 2003; Sparano et al., 2004).

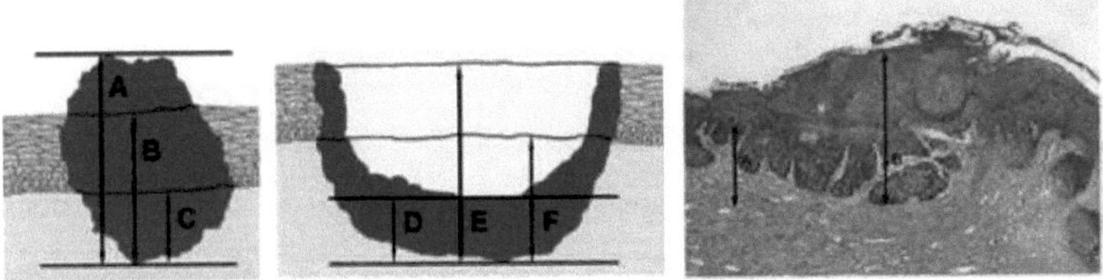

Figura 1-1: Métodos de medição da espessura do tumor (Pentenero et al., 2005).

Pensa-se que a associação do TTh com o LNM reflecte a agressividade do crescimento do tumor (Moore et al., 1986). Foram examinados 16 estudos relevantes relativamente aos pontos de corte do TTh (3, 4, 5 e 6 mm); verificou-se uma diferença estatisticamente significativa entre os pontos de corte do TTh de 4 mm e 5 mm e o envolvimento do LN cervical no CCEO (Huang et al., 2009). O-charoenrat et al. (2003) concluíram que o TTh acima de 5 mm é um forte preditor de metástases nodais ocultas e deve indicar um esvaziamento cervical eletivo. A importância do TTh não pode ser negligenciada, uma vez que é um importante fator de prognóstico.

1.1.9. Modo de invasão (MOI):

O FI (células tumorais na parte mais invasiva do tumor maligno) difere significativamente da parte central ou superficial do tumor (Bankfalvi e Piffko, 2000). Uma das principais críticas ao sistema TNM é o facto de ignorar as caraterísticas histológicas individuais dos tumores (Anneroth et al., 1987), pelo que muitos investigadores conceberam sistemas de classificação histológica para prever o comportamento biológico e recomendaram marcadores de prognóstico para o CCEO, tais como a morfometria celular, marcadores associados à proliferação, citometria de fluxo e expressão de oncogenes (Bryne, 1991). Nas últimas duas décadas, foram desenvolvidos e aperfeiçoados modelos de prognóstico multiparamétricos e sistemas de pontuação com base em variáveis histológicas que incluem pleomorfismo nuclear, índice mitótico, resposta linfocítica, padrão de crescimento tumoral, grau de queratinização, profundidade de invasão e POI (Kane et al., 2006). Existe um consenso geral de que a informação prognóstica mais útil pode ser deduzida do IF do tumor, onde residem as células mais profundas e presumivelmente mais agressivas (Yang TL et al., 2008).

O padrão de crescimento endofítico está associado a um aumento da recorrência local. Os graus elevados de infiltração (grau 3 ou 4) estão geralmente associados ao envolvimento nodal e subsequente metástase da doença (Spiro et al., 1999). Chang et al. (2010) conceberam uma pontuação de classificação do padrão invasivo modificada (IPGS). O IPGS foi baseado na classificação de POI originalmente introduzida por Jakobsson et al. (1973) e posteriormente definida por Bryne et al. (1989): Tabela 1-6. Figura 1-2.

Tabela 1-6: Classificação dos POI

Tipo de POI 1 invasão do tumor de uma forma ampla e com um contorno suave

Tipo de POI 2	invasão tumoral com "dedos" largos e empurradores, ou grandes túbulos separados
	ilhas, com um aspeto estrelado.
Tipo de POI 3	ilhas invasivas de tumor com mais de 15 células por ilha.
Tipo de POI 4	ilhas tumorais invasivas com menos de 15 células por ilha, incluindo c e invasão unicelular.

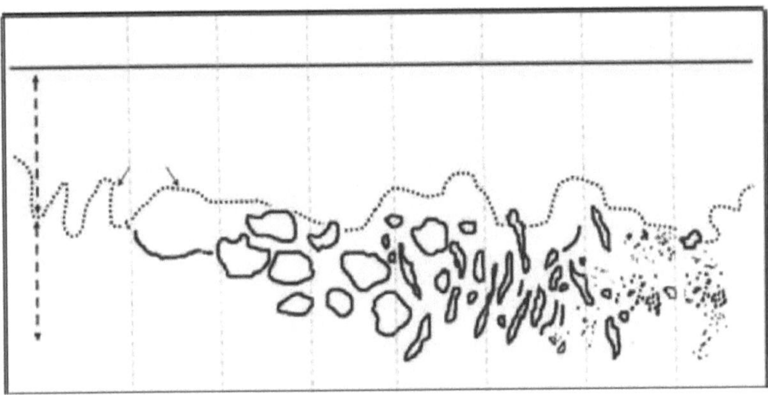

Figura 1-2: Ilustrações diagramáticas e comparações dos quatro principais POI com os correspondentes IPGS do OSCC.(Chang et al. 2010)

1.1.10. Mitose:

A carcinogénese é o resultado de alterações genéticas no ADN nuclear, que são evidentes na mitose desregulada c no número de nucléolos. O aumento das MFs e da contagem de nucléolos são alterações celulares reconhecidas na displasia epitelial oral. As caraterísticas nucleares reflectem o potencial biológico celular e a atividade geral (Chatterjee, 2012). Defeitos de mitose resultam em várias anormalidades nucleares, a saber, micronúcleos, binucleação, aparência de ovo quebrado, núcleos picnóticos e aumento do número e/ou MFs anormais, Figura 1-3 (Tolbert et al., 1992). Estes MFs anormais são normalmente observados na displasia epitelial oral e no CEC. O aumento do número de MFs e/ou anormais são critérios importantes que têm um peso acrescido na classificação da displasia (Reibel, 2003).

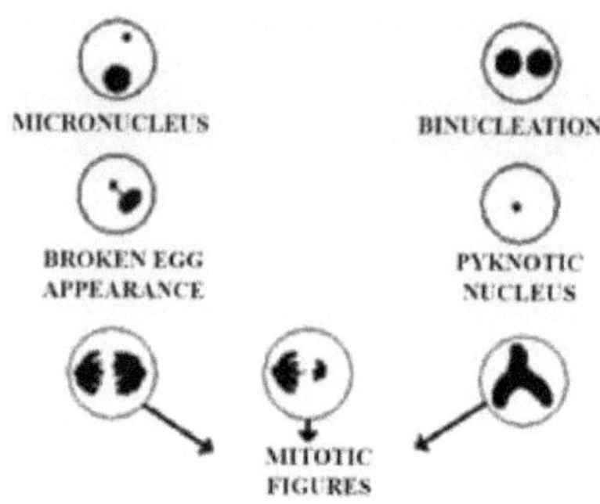

Figura 1-3: Representação esquemática de vários defeitos da mitose (Tolbert et al., 1992)

A distinção entre um núcleo picnótico, uma célula apoptótica e uma célula mitótica numa secção de tecido corada por rotina pode constituir um problema. A combinação de corantes e a modificação das técnicas histoquímicas existentes podem ultrapassar estes problemas. Uma pesquisa bibliográfica revelou numerosas colorações selectivas, como o violeta de cristal, o azul de toluidina e o giemsa, que realçam os padrões da cromatina (Ankle et al., 2007).

A variação da forma nuclear é uma caraterística distintiva da malignidade. Os níveis mais baixos de malignidade são caracterizados por núcleos esféricos de tamanho aproximadamente igual, e os tumores de grau mais alto são caracterizados por anisonucleose profunda. A irregularidade da membrana nuclear foi observada nos núcleos neoplásicos. A irregularidade da membrana é frequentemente o resultado da adesão de aglomerados anormais de cromatina à superfície interna. A irregularidade pode resultar da degeneração celular, mas os contornos dos núcleos neoplásicos são nítidos e bem definidos (Francois et al., 1997; Nandini e Subramanyam, 2011).

1.1.11. Papel da inflamação no CCEO:

As condições de inflamação crónica, causadas por mutações genéticas, doenças auto-imunes e exposição a factores ambientais, podem aumentar o risco de cancro (Balkwill e Mantovani, 2001). O estado inflamatório é necessário para manter e promover a progressão do cancro e realizar todo o fenótipo maligno, como a remodelação do tecido tumoral, a angiogénese, as metástases e a supressão da resposta imunitária inata anticancerígena (Gungor et al., 2007).

Foi demonstrado que os tumores malignos suprimem as funções dos PMN e tornam o hospedeiro suscetível a doenças infecciosas (Ueta et al., 1993). Em estudo realizado por Nandita et al., (2013) relataram supressão tanto na atividade fagocítica como na atividade de morte intracelular de PMNs em pacientes com CCEO, e sugerem uma associação entre CCEO e imunossupressão, especialmente no que diz respeito à imunidade mediada por células. No entanto, Ueta et al. (1993) encontraram supressão da atividade de morte intracelular em doentes com CCEO.

Meneses et al., (1998) demonstraram, em amostras de CCEO, uma possível associação entre o tamanho do tumor, a área de invasão, a angiogénese e a caraterização fenotípica do infiltrado inflamatório peritumoral (IPT) predominantemente constituído por linfócitos T e linfócitos B.

Um estudo realizado por Vieira et al., (2008) revelou que a percentagem média de área inflamada por campo microscópico foi maior nos tumores indiferenciados quando comparada com as médias das amostras de tumores moderadamente diferenciados, seguidas das amostras de tumores bem diferenciados, sugerindo que a resposta imune celular é o principal mecanismo de defesa no CCEO.

1.1.12. Eosinófilos e CCEO:

O estroma tumoral é constituído por várias células inflamatórias. As células inflamatórias no estroma tumoral são o resultado da resposta do hospedeiro às células tumorais (Woolgar, 2006). Recentemente, a atenção tem sido direcionada para os eosinófilos do tecido associado ao tumor (TATE) e para os mastócitos e para o seu papel no comportamento biológico dos tumores. A controvérsia sobre o verdadeiro papel dos TATE e dos mastócitos continua a existir, tendo alguns estudos correlacionado a infiltração destas células com um prognóstico favorável e, no entanto, também foi registada uma associação desfavorável (Alkhabuli, 2007).

O aumento do número de TATE também se reflectiu no aumento da infiltração de mastócitos, uma vez que os mastócitos segregam ECF (fator quimioatraente de eosinófilos) que atraem os eosinófilos dos tecidos (Weller e Goetzl, 1980). Debta et al., 2011, descobriram que, em doentes que tinham sobrevivido durante 3 anos ou mais, a contagem de eosinófilos nos tecidos estava aumentada em comparação com os doentes que tinham sobrevivido durante menos de 3 anos. A TATE também foi estudada em várias outras neoplasias malignas do corpo, como as da laringe, do esófago e da nasofaringe (Fujii et al., 2002). Todos estes estudos sugerem que o TATE está associado a um prognóstico favorável, o que é indicativo de uma boa resposta imunitária do organismo. Existe alguma evidência experimental para o primeiro caso, uma vez que foi demonstrado que o crescimento de tumores implantados é inibido se o local proposto para o implante tiver eosinofilia (Ohashi et al., 2000). No entanto, Oliveira et al., (2009) sugeriram que o TATE intenso parece refletir a invasão estromal dos CCEO que ocorrem em fase clínica avançada.

1.3. Patogénese molecular do CCEO:

O carcinoma oral de células escamosas surge como consequência de múltiplos eventos moleculares que se desenvolvem a partir dos efeitos combinados da predisposição genética de um indivíduo e da exposição a carcinogéneos ambientais (Califano et al., 1996). Os oncogenes são classificados em termos gerais da seguinte forma (i) factores de crescimento ou receptores de factores de crescimento (hst-1, int-2, EGFR/erbB, c-erbB- 2/Her-2, sis), (ii) TFs (myc, fos, jun, c-myc), (iii) transdutores de sinal intracelular (ras, raf, stat-3); (iv) factores inibidores da apoptose (bcl-2,bax) e (v) reguladores do ciclo celular (ciclina D1) (Sidransky, 1995). Os danos genéticos podem também inativar genes supressores de tumor envolvidos na inibição da proliferação celular. Todos estes eventos podem levar à desregulação celular ao ponto de o crescimento se tornar autónomo e de se desenvolverem mecanismos invasivos (Markopoulos, 2012).

A cancerização de campo é uma teoria da carcinogénese oral. De acordo com esta teoria, uma vez que o epitélio oral está exposto a factores carcinogénicos, toda a área está em risco acrescido de desenvolvimento de lesões malignas devido à acumulação de alterações genéticas de oncogenes e genes supressores de tumores (Slaughter et al., 1953).

No campo da cancerização, podem desenvolver-se múltiplos COs a partir de clones celulares independentes. Esta hipótese tem sido apoiada por dados de estudos de inativação do cromossoma X, análise de microssatélites e análise mutacional do p53

(Bedi et al., 1996). No entanto, estudos genéticos mais recentes sugeriram que os cancros múltiplos podem estar relacionados com clones e derivar da expansão de um clone original (Braakhuis et al., 2003). Estes resultados deram origem a uma modificação da teoria do campo de cancerização, o modelo do carcinoma de campo de retalhos (Braakhuis et al., 2004). De acordo com este modelo, uma célula estaminal localizada no epitélio oral adquire uma alteração genética e gera células filhas, todas elas com a mesma alteração genética. Esta mancha de células expande-se até um tamanho de vários centímetros para a mucosa oral circundante e, macroscopicamente, é frequentemente indetetável. Em alguns casos, pode aparecer com caraterísticas morfológicas distintas, como leucoplasia ou eritroplasia (Markopoulos, 2012).

1.4. Transição epitelial-mesenquimal (EMT):

1.4.1. As noções básicas de EMT:

A EMT foi reconhecida pela primeira vez como uma caraterística da embriogénese (Kong et al., 2011). As células epiteliais e mesenquimais diferem tanto no fenótipo como na função. As células epiteliais estão intimamente ligadas umas às outras por junções estreitas, junções gap e junções adherens, têm uma polaridade apico-basal, polarização do citocsqueleto de actina e estão ligadas por uma lâmina basal na sua superfície basal. As células mesenquimais, por outro lado, não têm esta polarização, têm uma morfologia fusiforme e interagem entre si apenas através de pontos focais (Thiery e Sleeman, 2006). A EMT causa a rutura do CCA, perda da polaridade apico-basal, remodelação da matriz, aumento da motilidade e invasividade (Martin et al., 2010; Sun et al., 2010).

O TME é composto por células inflamatórias e imunitárias, hipóxia, estroma, componentes extracelulares, incluindo a MEC, bem como factores solúveis, e desempenha um papel importante na facilitação da progressão do cancro e das metástases (Jing et al., 2011). Um grande número de ICI no tumor, bem como a hipóxia existente numa grande área do tumor, além de muitas células estaminais presentes no TME, como as células estaminais cancerígenas (CSC), as células estaminais mesenquimais (MSC), todos estes podem ser os indutores da EMT nas células tumorais (Jing et al., 2011). As células epiteliais expressam níveis elevados de E- cad, enquanto as células mesenquimais expressam os de N-caderina, FN e vimentina. Assim, a EMT implica profundas alterações morfológicas e fenotípicas numa célula. Com base no contexto biológico, a EMT foi classificada em 3 tipos - desenvolvimento (Tipo I), fibrose e cicatrização de feridas (Tipo II) e cancro (Tipo III) (Kalluri e Weinberg, 2009).

A EMT é um processo biológico que permite que uma célula epitelial polarizada, que normalmente interage com a BM através da sua superfície basal, sofra múltiplas alterações bioquímicas que lhe permitem assumir um fenótipo de célula mesenquimal, que inclui uma maior capacidade migratória, invasividade, elevada resistência à apoptose e uma produção muito maior de componentes da MEC (Kalluri e Neilson, 2003). Vários processos moleculares distintos estão envolvidos para iniciar uma EMT e permitir a sua conclusão. Estes incluem a ativação de TFs, a expressão de proteínas específicas da superfície celular, a reorganização e expressão de proteínas do citoesqueleto, a produção de enzimas que degradam a MEC e alterações na expressão de microRNAs específicos (Kalluri e Neilson, 2003).

1.4.2. Porque é que a EMT ocorre?

As transições epitelial-mesenquimal são encontradas em três contextos biológicos distintos que têm consequências funcionais muito diferentes (Figura 1-4). Embora os sinais específicos que delimitam as EMTs nos três contextos discretos ainda não sejam claros, é agora bem aceite que as distinções funcionais são aparentes. Uma proposta para classificar as EMTs em três subtipos biológicos diferentes com base no contexto biológico em que ocorrem (Kalluri e Weinberg, 2009).

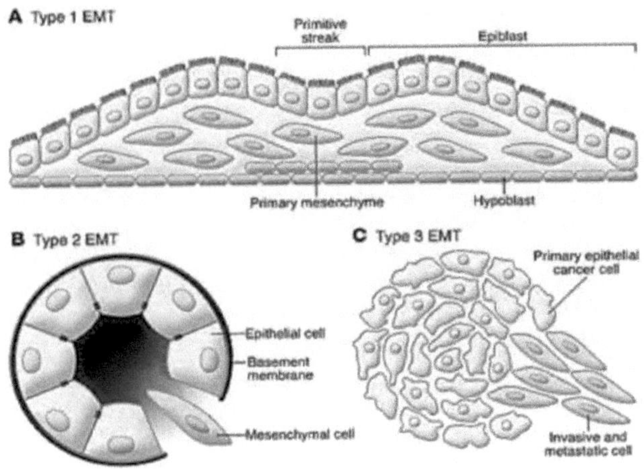

Figura 1-4: Diferentes tipos de EMT (Kalluri e Weinberg, 2009).

O programa de transição epitelial-mesenquimal foi proposto como o mecanismo crítico para a aquisição de fenótipos malignos por células cancerosas epiteliais (Thiery, 2002). Muitos estudos em ratos e experiências de cultura de células demonstraram que as células cancerosas podem adquirir um fenótipo mesenquimal e expressar marcadores mesenquimais como a-sma, fspl, vimentina e desmina (Yang e Weinberg, 2008). Estas células são normalmente observadas na IF de tumores primários e são consideradas as células que acabam por entrar nas etapas subsequentes da cascata de invasão-metástases (Thiery, 2002).

O espetro completo de agentes de sinalização que contribuem para a EMT das células cancerígenas continua por esclarecer. Uma sugestão é que as alterações genéticas e epigenéticas sofridas pelas células cancerosas durante a formação do tumor primário as tornam especialmente sensíveis a sinais heterotípicos indutores de EMT com origem no estroma associado ao tumor. Os oncogenes induzem a senescência e estudos recentes sugerem que as EMT das células cancerosas podem também desempenhar um papel na prevenção da senescência induzida pelos oncogenes, facilitando assim a subsequente disseminação agressiva (Smit e Peeper, 2008; Weinberg, 2008). No caso de muitos carcinomas, os sinais indutores de EMT provenientes do estroma associado ao tumor, nomeadamente HGF, EGF, PDGF e TGF-P, parecem ser responsáveis pela indução ou ativação funcional nas células cancerosas de uma série de TFs indutores de EMT, nomeadamente Snail, Slug, ZEB1, Twist, Goosecoid e FOXC2 (Thiery, 2002). Uma vez expressos e activados, cada um destes TFs pode atuar pleiotropicamente para coreografar o complexo programa EMT, na maioria das vezes com a ajuda de outros membros desta coorte de factores de transcrição. A implementação efectiva, por estas células, do seu programa EMT depende de uma série de redes de sinalização intracelular que envolvem, entre outras proteínas indutoras de sinal, ERK, MAPK, PI3K, Akt, Smads, RhoB, B-cat, LEF, Ras e cFos, bem como proteínas da superfície celular, como as integrinas P4, a integrina a5pi e a integrina aVp6 (Tse e Kalluri, 2007). A ativação dos programas EMT também é facilitada pela rutura das junções CCA e das adesões célula-ECM mediadas por integrinas (Taki et al., 2006; Yang e Weinberg, 2008; Weinberg, 2008).

O TGF-P é um importante supressor da proliferação das células epiteliais e, por conseguinte, da tumorigénese primária (Bierie e Moses, 2006). Assim, estudos in vitro demonstraram que o TGF-P pode induzir uma EMT em certos tipos de células cancerosas (Song, 2007). Foram identificadas duas vias de sinalização possíveis como mediadoras da EMT induzida pelo TGF-P. A primeira delas envolve as proteínas Smad, que medeiam a ação do TGF-P para induzir EMTs através do recetor ALK-5 (Miyazono et al., 2000; Zeisberg et al., 2003). A sinalização mediada por Smads induzida por TGF-P facilita a motilidade. As Smads inibitórias modulam os efeitos diferenciais de TFs e cinases citoplasmáticas relevantes e induzem a produção autócrina de TGF-P, que pode reforçar e amplificar ainda mais o programa de EMT (Miyazono et al., 2000). As vias de sinalização que medeiam a ação de B-cat e LEF também cooperam com Smads (Kim et al., 2002; Yang L et al., 2006) na indução de uma EMT (Eger et al., 2000; Stockinger et al., 2001; Kim et al., 2002). A este respeito, foi recentemente descrito o envolvimento de LEF e B-cat na EMT induzida por PDGF (Yang L et al., 2006). Estes estudos demonstram coletivamente que o eixo TGF- p/Smad/LEF/PDGF é um importante indutor de um fenótipo de EMT no cancro (Kalluri e Weinberg, 2009)

A ligação entre a perda de expressão de E-cad pelas células cancerígenas e a passagem por uma EMT foi estabelecida por muitos estudos (Tepass et al., 2000).

Além disso, os complexos de adesão de células epiteliais reorganizam-se e a proliferação celular é suprimida quando o comprimento total ou a porção citoplasmática de E-cad (contendo o local de ligação B-cat) é ectopicamente expressa em células que passaram por uma EMT, fazendo com que essas células percam o seu fenótipo mesenquimal (Eger et al., 2000). O sequestro de B-cat no citoplasma é importante para a preservação das caraterísticas epiteliais das células cancerígenas, e a aquisição do fenótipo mesenquimal correlaciona-se com o movimento de B-cat para o núcleo, onde se torna parte dos complexos TCF/LEF (Stockinger et al., 2001; Gottardi et al., 2001). Esta acumulação de B-cat no núcleo, que está frequentemente associada à perda de expressão de E-cad, está correlacionada com a suscetibilidade de entrar numa EMT e a aquisição de um fenótipo invasivo (Kim et al., 2002; Thiery, 2002). Assim, as células que perdem a E-cad da superfície celular tornam-se mais sensíveis à indução de uma EMT por vários factores de crescimento (Kim et al., 2002).

O papel central desempenhado pela perda de E-cad no programa de EMT é ainda ilustrado pelas acções de vários TFs indutores de EMT que facilitam a aquisição de um fenótipo mesenquimal, como Snail e Slug, bem como os que codificam dois TFs de hélice-loop-hélice básicos contendo dedos de zinco, SIP1 e E12 (também conhecidos como E47-E2A). Estes TFs são induzidos pela exposição ao TGF-P e, uma vez expressos, reprimem a expressão de E-cad (Medici et al., 2008). O caracol também facilita um fenótipo invasivo em ratinhos (Nieto, 2002). A perda de E-cad promove a sinalização Wnt e está associada a níveis elevados de Snail no núcleo (Blanco et al., 2002). A utilização de análises de expressão genética para comparar a expressão de genes em linhas celulares de cancro da mama de ratinho metastático e não metastático levou à identificação de Twist e Goosecoid como genes importantes que facilitam a EMT e induzem metástases (Yang et al., 2004; Hartwell et al., 2006).

A progressão do epitélio normal para o carcinoma invasivo passa por várias fases. A fase de carcinoma invasivo envolve a perda de polaridade das células epiteliais e a sua separação da MO. A composição da MO também muda, alterando as interações célula-CEM e as redes de sinalização. O passo seguinte envolve a EMT e um interrutor angiogénico, facilitando a fase maligna do crescimento do tumor. A progressão desta fase para cancro metastático também envolve EMTs, permitindo que as células cancerosas entrem na circulação e saiam da corrente sanguínea num local remoto, onde podem formar micro e macro-metástases, que podem envolver METs e, assim, uma reversão para um fenótipo epitelial (Figura 1-5) (Kalluri e Weinberg, 2009).

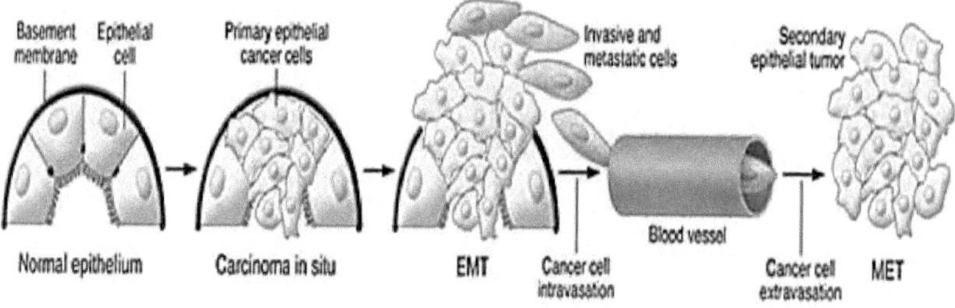

Figura 1-5: Progressão de epitélio normal para invasivo

1.4.3. Classificação da EMT:

A transição epitelial-mesenquimal é descrita como um evento de várias etapas em que as células epiteliais perdem numerosas caraterísticas epiteliais para assumir propriedades de células mesenquimais, e os indutores da EMT são complexos no TME. Por conseguinte, as vias de sinalização relacionadas com a EMT são diversas, incluindo TGF-P, NF-kB, Wnt, Notch e outras (Ouyang et al., 2010).

A via de sinalização do TGF-P é um ator-chave na promoção da progressão tumoral e das metástases (Massague, 2008). O TGF-P induz a EMT tumoral através de uma via transcricional dependente de Smad e de uma via transcricional independente de Smad (Kalluri e Weinberg, 2009). Na via dependente de Smad, a ligação de TGF-P faz com que os receptores de TGF-P de tipo I e II formem complexos estreitos que levam à fosforilação de Smad2 e Smad3, as proteínas Smad relacionadas com o recetor (R-Smad) (Massague, 2000). As Smads fosforiladas formam então complexos heteroméricos com a Smad4 e translocam-se para o núcleo para controlar a transcrição de genes alvo associados à EMT através da interação com motivos de ligação específicos nas suas regiões reguladoras de genes, tais como Snail, Slug, ZEB, etc. (Derynck e Zhang, 2003). Para além das vias de sinalização Smad, o TGF-P ativa diretamente vários tipos de sinalização não-Smad em determinados tipos de células. Entre eles, é relatado que Ras/Erk, c-Jun N-terminal kinase (JNK), fosfatidilinsitol-3 (PI3) kinase, Par6 e Cdc42 GTPases desempenham papéis importantes na EMT induzida por TGF-P (Miyazono, 2009).

No ambiente tumoral, o aumento da expressão de citocinas inflamatórias (TNF-a, IL-6, LPS) e de ROS sob stress oxidativo é crucial para a indução da via NF-kB, que também pode ativar diretamente a expressão de potentes indutores de EMT, incluindo os factores Snail e ZEB (Min et al., 2008). Verificou-se que o NF-kB suprime a expressão do gene específico do epitélio, E-cad, e induz a expressão do gene específico do mesênquima, vimentina. O Snail é um fator de transcrição central durante a perda do fenótipo epitelial para reprimir a expressão do E-cad, e verificou-se que o NF-kB induz a expressão do Snail, o que leva à regulação negativa do E-cad (Julien et al., 2007).

A via Wnt/β-cat e Notch também estão a emergir como importantes reguladores da EMT em linhas celulares de carcinoma, bem como a manutenção das propriedades de stemness das células estaminais. A translocação de B-cat para o nuclear pode resultar na perda de E-cad para induzir EMT, e a sinalização de B-cat também é essencial para manter as propriedades de stemness de CSCs no câncer de pele (Malanchi et al., 2008).TGF-P, sinalização Wnt canônica e não canônica, todos colaboraram para induzir a ativação do programa EMT e, posteriormente, funcionar de forma autócrina para manter o estado mesenquimal resultante (Scheel et al., 2011). A inibição da sinalização Wnt pode bloquear os TFs EMT e promover a diferenciação epitelial. Estudos recentes propõem que o Snail2 seja um alvo da sinalização Notch, que é um dos TFs EMT (Niessen et al., 2008).

Ambas as vias de sinalização contribuem para a EMT e para as caraterísticas das células estaminais cancerígenas na tumorigénese (Figura 1-6) (Jing et al., 2011).

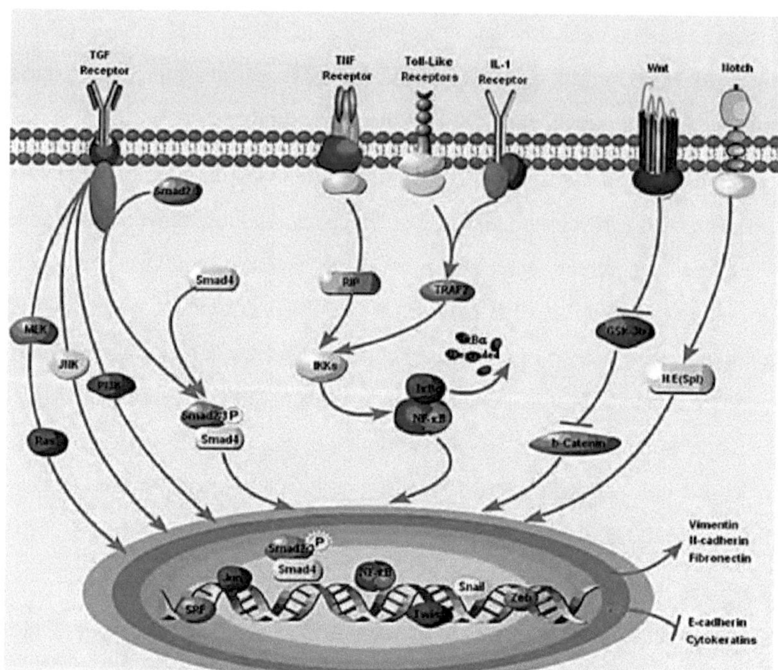

Figura 1-6: Vias de sinalização que regulam a EMT no TME (Jing et al. 2011)

1.4.4. Biomarcadores para EMT: Tabela 1-7

1.4.4.1 Marcador citoesquelético de EMT:

β-cat:

A β-cat, uma proteína de 92 kDa, desempenha diferentes papéis na célula, tanto como proteína estrutural nas junções CCA como ativador transcricional que medeia a transdução do sinal Wnt (Zhurinsky et al., 2000). A β-cat é codificada pelo gene *CTNNB1* (MacDonald et al., 2009). A β-cat forma complexos com a E-cad e a α-cat para estabelecer ligações com o citoesqueleto de actina. Qualquer perturbação da ligação do β -cat, ou a deleção do gene, leva à perda de CCA e à desorganização das células (Oyama et al., 1994).

A β-cat não funcional/livre é sequestrada num complexo com a molécula de polipose adenomatosa coli (APC) e com a GSK3 β (serina-treonina glicogénio sintetase quinase), juntamente com uma proteína adaptadora, a axina, permitindo a fosforilação e a degradação da β-cat pelo sistema proteassoma da ubiquitina (Wijnhoven et al., 2000). Isto é regulado pela via de sinalização Wnt, que desempenha um papel central na adesão celular, proliferação, diferenciação e EMT (Nusse, 2005; Queimado et al., 2008).

A ativação da sinalização Wnt aumenta a estabilidade da β-cat através da inativação da GSK3 β e, consequentemente, o nível citoplasmático da β-cat aumenta (Daa et al., 2004). Esta estabilização da β-cat citoplasmática resulta num aumento do nível nuclear de β-cat, levando à formação de um complexo com a família de TFs do fator de células T/fator de reforço linfoide (TCF/LEF), que recruta componentes da maquinaria de transcrição e causa a ativação de genes alvo (Gottardi e Gumbiner, 2001; Daa et al., 2004).

Estas mutações estimulam a proliferação celular e o desenvolvimento de várias neoplasias (Daa et al., 2004). Para além disso, a perda ou a regulação negativa da proteína β-cat na membrana tem sido associada à redução da adesão intercelular (Shiozaki et al., 1996). A alteração da expressão da β-cat foi assim associada à perda de diferenciação e à aquisição de um fenótipo invasivo numa série de tumores (Xu et al., 2006).

Nas células epiteliais normais, a β-cat encontra-se na membrana plasmática, onde proporciona uma ligação mecânica entre as proteínas de junção célula-a-célula (por exemplo, E-cad) e as proteínas do citoesqueleto (por exemplo, β-cat e actinina-4) (Morin, 1999; Hayashida et al., 2005).

Em contrapartida, nas células tumorais, a β-cat encontra-se frequentemente no citoplasma e no núcleo, onde se associa a membros da família TCF para formar um complexo que ativa a transcrição de proteínas pró-mitóticas, incluindo c-Myc e cyclinD1. A relocalização de β-cat também ocorre como parte do processo EMT, que é essencial para o desenvolvimento de órgãos no embrião. Assim, certas formas de oncogénese recapitulam a EMT, uma vez que as células tumorigénicas mudam do fenótipo epitelial para o fenótipo mesenquimal menos diferenciado, e a β-cat é um participante central no processo (Figura 1-11) (Lee et al., 2005). A β-cat é adicionalmente fosforilada pelo complexo GSK3-β: adenomatous polyposis coli

(GSK: APC), levando à sua ubiquinação e degradação mediada por proteossomas. Significativamente, a atividade da GSK3 é diminuída pela via de sinalização Wnt canónica, que envolve o fator de crescimento Wnt, o recetor Wnt Frizzled e proteínas reguladoras associadas, tais como Disheveled e Frat (Krishnan et al., 2006).

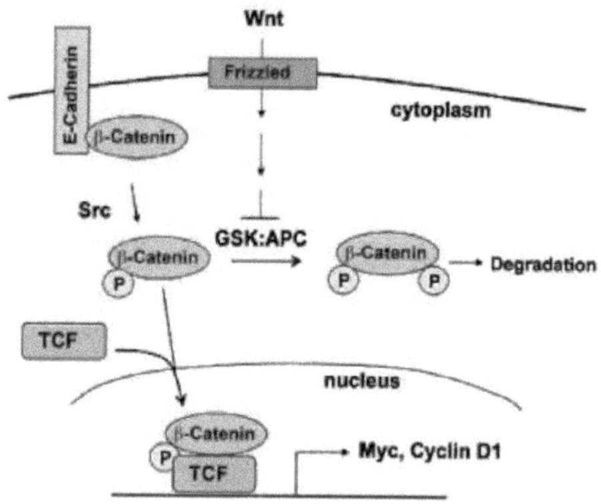

Figura 1-7: Vias de transdução de sinal que modulam a localização e degradação de B-cat (Lee et al., 2005)

O complexo β-cat/TCF/LEF controla diretamente a expressão de genes associados à EMT, em particular o Snail1 (Yook et al., 2006). A β-cat tem sido utilizada como marcador da EMT em vários estudos sobre o desenvolvimento embrionário, o cancro e a fibrose (Kalluri e Neilson, 2003; Medici et al., 2006).

1.4.4.1.1. Significado clínico da β-catenina:

CTNNB1, o gene para β-cat, está associado a muitos cancros e é, por isso, considerado um oncogene (Wang et al., 2008). Foi observado um aumento dos níveis nucleares de β-cat em CBC, CECP, cancro da próstata, cancro colorrectal, pilomatrixoma, meduloblastoma e cancro do ovário. No núcleo, a β-cat interage com os Tfs da família TCF/LEF, que activam vários oncogenes associados ao crescimento e à proliferação. Os inibidores de β-cat podem ajudar no tratamento destes cancros (Saifo et al., 2010). A sobreexpressão de β-cat pode ser causada por uma mutação do próprio gene β-cat, por uma sinalização Wnt excessiva ou pela dissociação do complexo APC-axina-GSK-3 (Polakis, 1999).

Evidências de estudos recentes sugerem que a sinalização aberrante de β-cat pode participar da transformação neoplásica e que está implicada no desenvolvimento de vários tumores. Em conclusão, embora tenham sido detectadas expressões aberrantes ou localização anormal de β-cat em várias células de CCEO, parece que este achado não tem qualquer relação com mutações no gene β-cat (Lo Muzio et al., 2005).

A sobreexpressão da β-cat no cancro colorrectal foi atribuída a uma mutação do gene APC. Verificou-se que os adenomas apresentavam níveis de β-cat citoplasmáticos superiores aos normais, mas não tinham β-cat nuclear sobre-expresso, enquanto os cancros intramucosos tinham β-cat nuclear sobre-expresso. Isto sugere que a translocação nuclear de β-cat afecta a progressão do adenoma-carcinoma (Kobayashi et al., 2000).

Pensa-se que a sobreexpressão da β-cat no cancro da próstata é causada por uma sinalização Wnt excessiva. A β-cat sobreexpressa pode associar-se a factores de transcrição TCF/LEF para ativar genes específicos ou pode ligar-se ao recetor de androgénio, que regula o crescimento da próstata (Kypta e Waxman, 2012).

1.4.4.2 . Proteínas da matriz extracelular:

1.4.4.2.1. Fibronectina

É uma glicoproteína de elevado peso molecular (~440kDa) da MEC que se liga a proteínas receptoras de membrana chamadas integrinas. À semelhança das integrinas, a FN liga-se a componentes da MEC como o colagénio, a fibrina e os proteoglicanos de sulfato de heparina. Dois tipos de FN estão presentes nos vertebrados: (Pankov e Yamada, 2002).

- A FN plasmática solúvel (anteriormente denominada "globulina insolúvel no frio" ou CIg) é um componente proteico importante do plasma sanguíneo (300 µg/ml) e é produzida no fígado pelos hepatócitos.

- A FN celular insolúvel é um dos principais componentes da MEC. É segregada por várias células, principalmente fibroblastos, como um dímero de proteína solúvel e é depois montada numa matriz insolúvel num processo complexo mediado por células.

Uma vez que é uma das primeiras moléculas a aparecer quando a MEC fibrilar é formada, tem sido utilizada como indicador da EMT de tipo 1 associada à gastrulação, fusão do palato e neurulação (Duband e Thiery, 1982). Apesar de a FN ser um constituinte integral da MEC fibrótica associada à fibrose tecidular e ao estroma desmoplásico nos tumores, a utilidade da FN como biomarcador da EMT dos tipos 2 e 3 é limitada, em parte, porque é produzida por vários tipos de células, incluindo fibroblastos, células mononucleares e células epiteliais (Zeisberg et al., 2001). Uma dessas moléculas da MEC importante na tumorigénese e na diferenciação, proliferação, migração e sobrevivência das células é a FN (Kosmehl et al., 1996). No entanto, tanto a EMT de tipo 2 como a de tipo 3 estão associadas a um aumento da expressão de FN in vitro (Strutz et al., 2002, Yang et al., 2007).

Para além da integrina, a FN liga-se a muitas outras moléculas hospedeiras e não hospedeiras. Por exemplo, foi demonstrado que interage com proteínas como a fibrina, a tenascina, o TNF-a, a BMP-1, o rotavírus NSP-4 e muitas proteínas de ligação de FN de bactérias (como a FBP-A; FBP-B no domínio N-terminal), bem como o glicosaminoglicano, sulfato de heparano. Foi demonstrado que a FN interage com: CD44' COL7A1, IGFBP3, TNC, e TRIB3 (Martin et al., 2002; Zhou et al., 2008).

1.4.4.2.1.1. Papel da fibronectina no cancro:

Várias das alterações morfológicas observadas nos tumores e nas linhas celulares derivadas de tumores foram atribuídas à diminuição da expressão de FN, ao aumento da degradação de FN e/ou à diminuição da expressão de receptores de ligação de FN, como as integrinas a5pi (Hynes, Richard, 1990).

A fibronectina tem sido implicada no desenvolvimento do carcinoma. No carcinoma do pulmão, a expressão de FN está aumentada, especialmente no carcinoma do pulmão de células não pequenas. A adesão das células do carcinoma do pulmão à FN aumenta a tumorigenicidade e confere resistência aos agentes quimioterapêuticos indutores de apoptose (Han et al., 2006). Kamarajan et al. (2010) sugerem que o aumento da expressão de FN pelas células de CCEO pode, nas fases iniciais da patogénese, facilitar a migração local e a invasão destas células na MEC circundante para se tornarem localmente agressivas. A expressão, degradação e organização alteradas de FN têm sido associadas a uma série de patologias, incluindo cancro e fibrose (Williams et al., 2008). A FN1 e a integrina a4pi (ITGA4) são potenciais biomarcadores de CCEO para a língua/chão da boca e crista edêntula (Yen et al., 2013).

1.4.4.2.2. Matriz metaloproteinase1

A MMP1, também conhecida como metalopeptidase 1 da matriz, colagenase intersticial e colagenase de fibroblastos, é uma enzima que, nos seres humanos, é codificada pelo gene MMP1 (Brinckerhoff et al., 1987). As MMPs são uma família de endopeptidases dependentes de zinco, enzimas proteolíticas que podem decompor os componentes da MEC, como o colagénio, a gelatina, a elastina, a FN e os proteoglicanos. Também decompõem a BM em torno de queratinócitos transformados e do epitélio de vasos ou ductos linfáticos, contribuindo assim para a invasão local e metástase do tumor (Lee et al., 2011). O membro mais abundante desta família é a MMP1, que tem sido relatada como fortemente associada ao desenvolvimento, invasão e metástase do tumor, bem como à angiogénese e trombose (Chu et al., 2013). As MMPs são sintetizadas e segregadas pelas células cancerígenas e pelas células estromais adjacentes (Brinckerhoff et al., 2000). Assim, acredita-se que as MMPs, através da quebra da barreira física, desempenham um papel fundamental na invasão tumoral e metástase (Werb, 1997; Brinckerhoff et al., 2000) .

Num estudo realizado por Chu et al. (2013), foi demonstrado que o polimorfismo MMP1-1607 pode ser um potencial fator de suscetibilidade ao cancro da cabeça/pescoço, especialmente entre os asiáticos. Além disso, o polimorfismo pode levar a estádios avançados de cancro. Estudos futuros poderão explorar melhor as possíveis interações gene-gene e gene-ambiente na associação do polimorfismo da MMP1 com o cancro da cabeça/pescoço.

A sobre-expressão da MMP1 é um fenómeno frequente no CCEO. No entanto, o envolvimento do genótipo funcional da MMP1 no desenvolvimento e progressão do CCEO ainda não foi abordado (Lin et al., 2004). George et al., (2010) descobriram que 100% dos CCEO apresentavam reatividade imune citoplasmática para MMP1 nas células epiteliais e do tecido conjuntivo. A sua expressão foi elevada à medida que o grau histopatológico diferiu de bem para mal diferenciado. 100% das células epiteliais e 80% do tecido conjuntivo da mucosa bucal normal expressaram MMP1. A reatividade imunológica foi significativamente sobre-expressa no CCEO em comparação com a mucosa bucal normal, e concluiu-se que a evidência indica que a expressão elevada da proteína MMP1 está associada a um grau histopatológico mais elevado de CCEO. O gene MMP1 pode desempenhar um papel na invasão local do CCEO, e pode servir como uma potencial molécula biomarcadora para o diagnóstico, tratamento e avaliação prognóstica do CCEO, com valor clínico também para a classificação do CCEO (Lü et al., 2008). Não se registaram diferenças no potencial proliferativo entre clones de fibroblastos e miofibroblastos, mas as células de miofibroblastos segregaram níveis significativamente mais elevados de MMP1, 2, 9 e 13 (Sobral et al., 2011).

1.4.4.2.2.1. Papel da MMP1 no cancro:

As metaloproteinases de matriz, que consistem em pelo menos 26 MMPs humanas, são uma grande família de proteínas. São endopeptidases dependentes de zinco, que degradam a BM e a MEC. O membro mais abundante desta família é a MMP1 (Sang, 1998; Wyatt et al., 2005).

A presença de um polimorfismo de nucleótido único (SNP) do gene MMP1 no locus -1607 1G/2G na região promotora influencia o nível transcricional da MMP1. O promotor do tipo 2G, que cria uma sequência 5'-GGA-3', é a sequência de reconhecimento central do sítio de ligação para os Tfs da família ETS (Rutter et al., 1998). Foi documentado que a expressão do alelo variante 2G foi associada ao desenvolvimento e à progressão de muitos cancros (Ghilardi et al., 2001).

Muitos estudos descobriram que a MMP1 associada ao genótipo 2G (1G/2G ou 2G/2G) cria um sítio de ligação ao ETS que aumenta a atividade transcricional em comparação com o alelo 1G. Estudos anteriores sustentaram que este fenómeno poderia aumentar o comportamento invasivo e agressivo do tumor, devido a uma maior degradação da MEC e ao escape imunitário das células tumorais (Ghilardi et al., 2001). O polimorfismo MMP1-1607 pode ser um potencial fator de suscetibilidade ao cancro da cabeça/pescoço, especialmente entre os asiáticos. Além disso, o polimorfismo pode levar a estádios avançados de cancro (Chu et al., 2013).

Muitas células, incluindo fibroblastos, macrófagos, queratinócitos e células epiteliais, expressam MMP1. Também é expressa por queratinócitos basais nas margens das feridas (Chiu et al., 2008). A expressão da MMP1 está aumentada no cancro colorrectal, no cancro do pulmão e no cancro do esófago (Zhu et al., 2001). A sobreexpressão da MMP1 está associada à proliferação de neoplasias orais (Kurahara et al., 1999). A expressão da MMP1 está relacionada com o desenvolvimento do CO e com o seu prognóstico (Franchi et al.,2002). O-Charoenrat et al., (2001) relataram que a expressão de MMP1 está aumentada em pacientes com neoplasia oral, e que está relacionada com o envolvimento do LN. Estudos de IHC revelaram que a MMP1 está relacionada com a diferenciação das células epiteliais no CO, para além da ativação do gene da MMP1, que pode induzir a invasão numa linha celular do CO (Nishioka et al., 2000). Com esta informação da literatura e outros estudos relacionados, parece existir uma relação estreita entre a expressão de MMP1 e o CO. Particularmente no CO, a migração de células epiteliais para o tecido conjuntivo subjacente é uma caraterística importante da invasão tumoral. A degradação da MEC, que é abundante no tecido conjuntivo da submucosa oral, é importante na progressão do CCEO. Por conseguinte, a MMP1, que participa principalmente na degradação da MEC, pode ser útil para servir como marcador celular do CCEO e para estimar o seu prognóstico (Krecicki et al., 2003)

As evidências indicam que a expressão elevada da proteína MMP1 está associada a um grau histopatológico mais elevado de CCEO. A mucosa bucal normal expressa a MMP1 de forma difusa e fraca. A reatividade imunitária da MMP1 aumenta à medida que o CO progride da mucosa bucal normal para o CCEO bem ou mal diferenciado (George et al., 2010).

1.4.4.3. Factores de transcrição:

Duas classes de TFs, incluindo as proteínas TWIST TWIST1 e TWIST2 e as proteínas SNAI SNAI1 e SNAI2, desempenham um papel fundamental na indução da EMT. Foi relatado que a neoactivação destes genes, que são essencialmente silenciosos em tecidos epiteliais normais, está correlacionada com a EMT em vários tipos de cancro, incluindo carcinomas da mama, do cólon, do estômago, da tiroide e hepatocelulares (Eckert e Yang, 2011; Gasparotto et al., 2011). A expressão aberrante destes factores de transcrição foi também associada ao desvio de programas à prova de falhas induzidos por oncogenes (apoptose e senescência prematura) e à resistência a medicamentos, sugerindo que as proteínas TWIST e SNAIL podem interferir em vias dependentes e independentes da transdiferenciação (Smit e Peeper, 2010).

1.4.4.3.1. Caracol1:

Os TFs da família Snail, que consistem em Snai1 (também conhecido como Snail), Snai2 e Snai3 (também conhecidos como Slug e SMUC, respetivamente), são uma família de repressores transcricionais do tipo dedo de zinco que são reguladores-chave da EMT durante o desenvolvimento embrionário e da metástase em carcinomas derivados do epitélio (Harney et al., 2012). A expressão de Snail no epiblasto actua para reprimir diretamente Ecad, claudinas e ocludina, que promovem a dissociação das células epiteliais para permitir a migração subsequente através da linha primitiva (Gill et al., 2011). A alteração bioquímica mais comum associada à EMT é a perda da expressão de E-cad. Os repressores transcricionais de E-cad, como Snail (SNAI1), Slug (SNAI2) e Twist, têm sido tradicionalmente implicados na promoção da EMT em vários sistemas de desenvolvimento embrionário e progressão tumoral. (Peinado et al., 2004; Yang et al., 2004). O SNAI1 inicia um programa transcricional que modula outros genes envolvidos na diferenciação celular, conduzindo a uma desregulação geral das caraterísticas epiteliais e a uma regulação positiva das caraterísticas mesenquimatosas. A ligação de SNAI1 a elementos E-box na região promotora de E-cad leva à repressão transcricional do gene CDH1 e à consequente perda de expressão de E-cad, que é considerada uma "marca registada" da EMT (Higashikawa et al., 2009). Embora o próprio Snail esteja bem estudado em cancros humanos, o seu papel na mediação da EMT no CCEO e a sua relação com Slug permanecem pouco claros (Qiao et al., 2010). Existe pouca informação disponível sobre os factores que controlam diretamente o promotor do SNAI1. A regulação positiva do Snail nas células tem sido descrita como resultado de diversos estímulos, incluindo citocinas (Interleucina-6), factores de crescimento (TGFbeta, FGF, PDGF, EGF) e ativação das suas RTK correspondentes, bem como ativação de vias de sinalização do desenvolvimento, tais como Wnt e Hedgehog (Thuault et al., 2008). Além disso, verificou-se que o Snail controla a sua própria expressão ligando-se a uma E-box no seu próprio promotor (Peiró et al., 2006).

1.4.4.3.1.1. Papel do Snail1 no cancro:

A expressão do SNAI1 ao nível do transcrito foi detectada em condições benignas como a fibrose tecidular (Sato et al., 2003; Jayachandran et al., 2009), numa série de neoplasias malignas (Cheng et al., 2001; Takeno et al., 2004) e em tecido normal adjacente ao tumor (Pena et al., 2009). Os primeiros estudos baseados na deteção do transcrito SNAI1 encontraram associações com LNM (Cheng et al., 2001; Blanco et al., 2002) e derrame maligno no cancro da mama (Elloul et al., 2005). Outros estudos descreveram associações entre níveis elevados do transcrito SNAI1 e invasão e metástases à distância no CEC do esófago (Takeno et al., 2004), invasividade e mau prognóstico (miyoshi et al., 2005) no carcinoma hepatocelular e fenótipo de células fusiformes no sarcoma sinovial (Saito et al., 2004). A deteção de Snail por IHC foi documentada para uma série de cancros, incluindo o trato gastrointestinal superior (Natsugoe et al., 2007; Kim et al., 2009), cabeça e pescoço (Yang et al., 2007; Yang et al., 2008; Schwock et al., 2010), colorrecto (Franci et al., 2009), glândula tiroide (Hardy et al., 2007) e sarcoma (Franci et al., 2006). O SNAI1, que funciona como repressor E-cad, está implicado no fenótipo infiltrativo maligno do cancro gástrico de tipo difuso através da indução da EMT ou da transformação fibroblastóide (Katoh, 2005). Qiao et al., (2010) sugeriram que tanto Snail como Slug actuam como reguladores da EMT induzida por TGF-beta1 em células OSCC. O Snail pode regular positivamente a MMP2 ou a MMP9, iniciando a EMT, enquanto o Slug pode partilhar um papel com o Snail na manutenção da EMT a longo prazo, estimulando a expressão da MMP9. As células Snail-positivas foram encontradas principalmente no estroma da IF do CCE sem correlação estatisticamente significativa com o grau histológico ou metástases nodais. Além disso, sugere-se que a expressão de Snail no estroma seja o resultado de uma interação parácrina mútua entre fibro/miofibroblastos e células de carcinoma desdiferenciadas, levando à geração de um tipo especial de fibroblastos associados ao carcinoma. No entanto, a expressão de SNAI1 nas células tumorais foi um evento /'; na maioria dos casos (geralmente <5%) e mais frequentemente observada em células individuais dispersas ou pequenos grupos, particularmente na IF e na vizinhança da inflamação (Schwock et al., 2010). A expressão de SNAI1 no estroma tumoral foi uma observação frequente, levantando mais questões relativamente à origem destas células (Trimboli et al., 2008).

1.4.4.3.2. TWIST2

As proteínas TWIST são TFs embrionários que desempenham papéis fundamentais no desenvolvimento embrionário. Embora permaneçam praticamente indetectáveis em tecidos adultos saudáveis, os genes TWIST1 e TWIST2 são frequentemente reactivados numa vasta gama de cancros humanos, onde se correlacionam invariavelmente com

lesões mais agressivas, invasivas e metastáticas. Na última década, o papel das proteínas TWIST no cancro foi profundamente investigado, oferecendo agora uma visão geral da forma como estes TFs podem promover a progressão tumoral (Ansieau et al., 2008).

Os autores consideraram o TWIST como um indutor crítico da EMT e permite a aquisição de um fenótipo mesenquimal que permite a invasão e a libertação do tumor primário (Cheng et al., 2008; Micalizzi et al., 2010). Foi observado que o TWIST pode regular várias proteínas correlacionadas com a EMT. Uma dessas proteínas é a E-cad, essencial para o CCA epitelial (Liu et al., 2008).

Vários estudos demonstraram que a supressão de TWIST em células mamárias metastáticas, inibe o processo metastático para o pulmão e a expressão anormal promove a inibição da expressão de E-cad causando a perda de CCA, activando os marcadores mesenquimais e a motilidade celular (Tomaskovic et al., 2009; Casas et al., 2011).

A expressão de TWIST em células Madin Darby Canine Kidney (MDCK) causou a inibição da expressão de E-cad, a-cat, B-cat e y- catenina e promoveu a expressão de marcadores fibroblásticos como FN, actina de músculo liso, vimentina e N-caderinas

(Puisieux et al., 2006; Yang J et al., 2004). Isto sugere que a TWIST tem a capacidade de ativar o processo de EMT, contribuindo para a invasão e a metástase (Li e Zhou, 2011). No entanto, diferentes autores sugerem que o TWIST poderia ter outros efeitos para além da sua função de repressor da E-cad, conferindo um fenótipo mais agressivo aos tumores da mama. Estas experiências demonstraram que a E-cad é um alvo importante da TWIST (Montserrat et al., 2011).

Por outro lado, foi observada uma correlação fortemente positiva entre a expressão de TWIST, o elevado grau de tumor em células de carcinoma invasivo e a instabilidade cromossómica para promover a EMT (Cheng et al., 2008; Tomaskovic et al., 2009). Foi demonstrado que os microRNAs, como o miR-10b, são regulados pelo TWIST e estão correlacionados com a progressão do tumor primário em carcinomas da mama (Je et al., 2013).

1.4.4.3.2.1. Papel do Twist2 no cancro:

Estudos demonstraram que TWIST participa no desenvolvimento embrionário, promovendo o movimento celular e a reorganização dos tecidos (Yang J et al., 2004; Yang J et al., 2006). Durante esses processos, a célula perde sua polaridade, CCA e inicia a EMT, adquirindo propriedades de migração celular (Yang J et al., 2004; Barnes e Firulli, 2009). Por outro lado, este processo também ocorre durante a invasão tumoral e o desenvolvimento metastático, o que indica que TWIST está envolvido na progressão do cancro (Yang J et al., 2004).

Existem algumas provas da participação de Twist na carcinogénese oral; no entanto, pouco se sabe sobre a sua interação com E-cad no desenvolvimento de CCEO. As diferenças na expressão de Twist e E-cad entre queratinócitos orais humanos e linhas celulares de CCEO sugerem que a regulação negativa de E-cad ocorre de forma dependente de Twist no CCEO. Nossos resultados mostraram um possível valor de Twist e E-cad na previsão do risco de transformação maligna do epitélio oral (de Freitas Silva et al., 2014).

A distribuição celular diferencial do Twist2 pode estar associada à progressão do tumor. O Twist2 citoplasmático em células cancerígenas no centro tumoral de carcinomas primários e metástases linfáticas contribui para a manutenção das caraterísticas epiteliais do cancro que expressam E-cad num estado não invasivo, enquanto o Twist2 nuclear no IF do cancro ativa a EMT para privar as células neoplásicas da propriedade epitelial, facilitando assim a invasão e as metástases. Estes resultados sugerem que a expressão heterogénea de Twist2 nos tumores pode ter uma ligação funcional à progressão do tumor (Mao et al., 2012).

Tabela 1-7: Marcadores da transição epitelial-mesenquimal (Zeisberg e Neilson, 2009)

Marcadores adquiridos		Marcadores atenuados	
Nome	Tipo EMT	Nome	Tipo EMT
Proteínas de superfície celular			
N-caderina	1,2	E-caderina	1,2,3
OB-caderina	3	ZO-1	1,2,3
integrina a5pi	1,3		
integrina aVp6	1,3		
Sindecan-1	1,3		
Marcadores do citoesqueleto			
ESP1	1,2,3	Citoqueratina	1,2,3
a-SMA	2,3		
Vimentina	1,2		
B-catenina	1,2,3		
Proteínas da MEC			
a1(I)colagénio	1,3	a1(IV)colagénio	1,2,3
a1(in)colagénio	1,3	Laminina 1	1,2,3
Fibronectina	1,2		
Laminina 5	1,2		
Factores de transcrição			
Caracol(Snail)	1,2,3		
Caracol2(Lesma)	1,2,3		
ZEB1	1,2,3		
Torcer	1,2,3		
LEF-1	1,2,3		
FOXC2	1,2		
Goosecoide	1,2,3		
MicroRNAs			
miROb	2	Família Mir-200	2
miR-21	2,3		

CAPÍTULO DOIS: MATERIAIS E MÉTODOS

2.1. Amostras de estudo:

Um total de quarenta e cinco blocos de CCEO fixados em formol e incluídos em parafina, diagnosticados histologicamente como excisionais, foram recolhidos retrospetivamente dos arquivos do Departamento de Patologia Oral e Maxilofacial da Faculdade de Medicina Dentária da Universidade de Bagdade; do Departamento de Patologia do Hospital Al-Shaheed Ghazi; do Departamento de Patologia do Hospital Al-Yarmok, em 20112013.

O diagnóstico de cada caso foi confirmado pelo exame histológico das secções de H&E por dois patologistas experientes. Os dados demográficos e clínicos fornecidos pelos cirurgiões foram obtidos a partir das fichas de casos apresentadas com os espécimes tumorais, incluindo informações relativas à idade do doente, sexo, apresentação clínica, localização do tumor, para além de quaisquer outras informações associadas ao caso. O estadiamento e a classificação do tumor foram determinados de acordo com Nevill et al., 2009.

2.2. Amostras de controlo:

2.2.1. Controlo positivo do tecido:

As lâminas de controlo positivo foram obtidas de acordo com a folha de dados do fabricante do Abs. Estas foram utilizadas para indicar a correção das técnicas de coloração. Foi utilizado um controlo positivo para cada conjunto de testes, tendo todos os reagentes sido aplicados no controlo positivo.

Para o anticorpo monoclonal β- cat, foram utilizados blocos de tecido de adenocarcinoma do cólon (Figura 2-2). Para o anticorpo policlonal FN, foram utilizados blocos de tecido de rim (Figura 2-3). Para o anticorpo monoclonal MMP1, foram utilizados blocos de tecido de carcinoma do colo do útero (Figura 2-4). Para o anticorpo policlonal Snaill, foram utilizados blocos de tecido do testículo (Figura 2-5). Para o anticorpo monoclonal TWIST2, foram utilizados blocos de tecido do fígado (Figura 2-6).

2.2.2. Controlo negativo do tecido

Foram aplicados todos os reagentes, exceto os Abs primários.

2.3. Preparação e coloração de tecidos

De cada espécime fixado em formalina e incluído em parafina foram preparadas secções em série da seguinte forma

a) Foram montadas secções de 4μm de espessura em lâminas de vidro limpas e coradas com H&E, de cada bloco da amostra estudada e do grupo de controlo para reexame histopatológico.

b) Outras cinco secções de 4 μm de espessura foram montadas em lâminas microscópicas com carga positiva (scientific, Fisher band USA) para obter uma maior aderência do tecido. Todos estes espécimes recolhidos foram submetidos a coloração IHC utilizando três Abs monoclonais e dois Abs policlonais.

2.4. IHC para a deteção das proteínas p- cat, FN, MMP-1, Snaill e TWIST2 em secções incluídas em parafina:

2.4.1. Materiais e equipamentos:

2.4.1.1. Sistema de deteção:

Foi utilizado o kit de deteção Abcam anti Rato e Coelho HPR/DAB IHC (N.º de catálogo ab80436). Este kit é um sistema de deteção de antigénio imunoenzimático sem biotina. Esta técnica envolve a incubação sequencial da amostra com um Ab primário de coelho ou rato não conjugado específico para o antigénio alvo, um Ab secundário de coelho anti-rato, um conjugado Ab-HRP secundário e substrato-cromogénio (DAB).

Os reagentes do kit incluem:

1. Bloco de peróxido de hidrogénio (15 ml pronto a usar)

2. Bloco de proteínas (15 ml pronto a usar)

3. Reagente de especificação do ratinho, (Ab de coelho anti-rato, não conjugado), pronto a utilizar).

4. Conjugado HRP anti-coelho de cabra, (pronto a usar).

5. DAB mais cromogénio 50x.

6. DAB e substrato (15 ml).

Materiais e reagentes utilizados mas não fornecidos com o kit:

7. Soluções de recuperação de antigénios: - Tampão citrato ph 6.0.

8. Diluente Ab comum (solução tampão Riedel-deHaen ph 7,0 com

antifungicida, Alemanha)

9. Tampão fosfato ph 7.0 como tampão de lavagem (Syrbio)

10. Solução de hematoxilina como contracoloração (Syrbio)

11. Etanol absoluto (Scharlau,   Espanha)

12. Xileno (Scharlau, Espanha).

13. Água destilada.

14. Meio de montagem: DPX (Syrbio).

2.4.1.2. Anticorpos:

Neste estudo, foram utilizados cinco tipos de Abs como marcadores de EMT. As informações pormenorizadas e as especificações de cada Ab foram obtidas a partir das fichas de dados, conforme ilustrado na tabela 2.1

2.4.2.3. Equipamento e material de vidro:

> Lâminas preparadas para microscópio carregadas positivamente (ESCO, super Frost plus/USA)

> Folhas de cobertura (MarienfeldZAlemanha)

> Micropipeta 2/20 µl e pontas (GilsonZFrance)

> Micropipeta de 100/ 1000 µl e pontas (SalmedZGermany).

> Tubos Eppendrof (100-500 µl).

> Termómetro e temporizador.

> Lavagem de garrafas.

> Cilindros graduados.

> Frascos de vidro para colorir.

> Suportes de diapositivos.

> Equilíbrio sensível.

> Toalhetes absorventes.

> Câmara digital Sony.

> Placa quente para recuperação de antigénio.

> Frasco de aço inoxidável para solução de recuperação em ebulição.

Tabela 2.1: Os biomarcadores de anticorpos do estudo (ficha de dados do fabricante)

Tipo de anticorpos	Imunogénio	Isótipo	Diluição aplicada	Celular localização	Empresa
Monoclonal de coelho [E247] para beta catenina	Resíduos sintéticos correspondentes perto do terminal N da beta catenina humana	IgG	1/500	Citoplasma. Núcleo	Abcam, Reino Unido
Anticorpo policlonal de coelho anti-fibronectina ab2413	Fibronectina isolada de um pool de plasma humano normal	Desconhecido	1/200	Secretado > espaço extracelular > ECM	Abcam, Reino Unido
Anticorpo monoclonal de coelho anti-MMP1 [EP1247Y] ab52631	Péptido sintético Localizado entre 115 e 140 resíduos MMP1 (Humano)	IgG	1/50- 1/100	Secretado > espaço extracelular > ECM	Abcam, Reino Unido
Anticorpo policlonal de coelho anti-SNAIL ab135708	Humano recombinante Proteína SNAIL	IgG	1/50- 1/100	Núcleo. Citoplasma	Abcam, Reino Unido
Monoclonal de ratinho Anticorpo anti-Twist2 ab57997	Recombinante de comprimento total j correspondente aos aminoácidos 1-161 de Torcida humana t2	IgG1	Utilizar uma concentração de 3 ^gZml.	Núcleo. Citoplasma	Abcam, Reino Unido

> Forno de ar quente (Memmert/Alemanha).

> Incubadora (memmert/Alemanha).

> Papel de filtro.

> Papel de tornassol.

> Microscópio elétrico de luz

2.4.2. Preparação dos reagentes:

a. O tampão de lavagem, tampão fosfato ph.7.0.

b. As concentrações de etanol a 90% e 70% foram preparadas diluindo etanol absoluto em água destilada.

c. A diluição do Ab primário foi feita usando diluentes de Ab comuns na concentração 1/500 para β-catenina, 1/200 para FN, 1/50-1/100 para MMP1, 1/50-1/100 para Snail 1 e 3 µg/ml para TWIST2 Ab.

d. Foi utilizado tampão citrato PH.6 para a recuperação de antigénios.

e. Solução de substrato-cromogénio (DAB); adicionando 20 µl de DAB mais cromogénio a 1 ml de DAB mais substrato .

f. Contracoloração: O cromogénio DAB produz uma extremidade insolúvel em álcool

e pode ser utilizado com hematoxilina à base de álcool.

2.4.3. Procedimento de coloração IHC:

O procedimento do ensaio IHC adaptado por este estudo foi efectuado de acordo com as instruções do fabricante (Abcam, Reino Unido)

1. Suporte das lâminas: as lâminas foram colocadas numa posição vertical na estufa de ar quente a 60. C durante a noite.

2. Desparafinização e re-hidratação: as lâminas foram imersas sequencialmente nas seguintes soluções:

- Duas vezes em xileno, 15 minutos para cada.

- Duas vezes em etanol absoluto, 5 minutos para cada.

- Etanol a 95% durante 5 minutos.

- Etanol a 90% durante 5 minutos.

- etanol a 80% durante 5 minutos.-

- Etanol a 70% durante 5 minutos.

- Água destilada durante 5 minutos.

3.   Bloqueio de peroxidase de hidrogénio: As lâminas foram escorridas e foram adicionadas gotas suficientes do bloco de peróxido de hidrogénio às lâminas e incubadas em câmara húmida a 37. C durante 10 minutos, depois mergulhadas 2 vezes em tampão fosfato (5 minutos para cada).

4.   Pré-tratamento dos tecidos: a recuperação dos tecidos é efectuada nas lâminas para revelar a antigenicidade, uma vez que a fixação com formalina ou outro aldeído forma ligações cruzadas de proteínas que mascaram os locais antigénicos nas amostras de tecidos, dando assim uma coloração imuno-histoquímica falsa negativa aos Abs. Este procedimento foi efectuado aumentando a temperatura do tampão citrato salino para 90oC e afundando as lâminas durante 7 minutos, depois lavadas 3 vezes em tampão fosfato, finalmente escorridas e secas suavemente.

5.   Foram adicionadas gotas suficientes do bloco de proteínas às lâminas e incubadas a 37. C durante 10 minutos. Em seguida, foram lavadas 2 vezes em tampão fosfato (5 minutos para cada), finalmente escorridas e colocadas suavemente no blot.

6.   Foram aplicados Abs primários diluídos (20-30 µl para cada secção) em cada lâmina, incubados em câmara húmida a 37. C durante a noite, no início do dia seguinte as lâminas foram lavadas em tampão fosfato (2 vezes para cada), finalmente drenadas e manchadas suavemente.

7.   Foi aplicado Ab de coelho anti-camundongo não conjugado (cerca de 20-30 µl para cada secção) e incubado durante 15 minutos a 37°C, lavado duas vezes em tampão fosfato, finalmente drenado e coberto com papel absorvente.

8.   Foi aplicado o conjugado HRP anti-coelho de cabra (20-30 µl para cada secção) e incubado durante 15 minutos a 37°C, lavado duas vezes em tampão fosfato e seco.

9. Foram adicionados 20 µl de DAB mais cromogénio a 1 ml de DAB mais substrato num tubo eppendorf, misturados por agitação e aplicados na secção de tecido (15-20 µl para cada secção), incubados à temperatura ambiente durante 5-10 minutos, depois enxaguados com água da torneira e secos.

10. As lâminas foram banhadas em contraste de hematoxilina durante 1-2 minutos e, em seguida, foram lavadas com água da torneira durante 10 minutos.

11. Desidratação: as lâminas foram desidratadas por imersão em frascos contendo etanol e xileno, da seguinte forma:

- Etanol a 70% durante 1 minuto.

- etanol a 80% durante 1 minuto.

- Etanol a 90% durante 1 minuto.

- Etanol a 95% durante 1 minuto.

- Duas vezes em etanol a 96%-99%, 1 minuto para cada.

- Xileno durante 1 minuto.

- Xileno fresco durante 5 minutos .

12. Foram aplicadas uma a duas gotas de meio de montagem DPX nas secções molhadas em xileno, cobertas com lamelas e deixadas a secar durante a noite.

2.4.4. Avaliação dos resultados de IHC:

A especificidade do sinal IHC foi demonstrada pela ausência de imunomarcação na lâmina de controlo negativo e pela sua presença nos controlos positivos recomendados. A expressão de todos os marcadores foi avaliada de forma semi-quantitativa. Foi obtida através da contagem do número de células tumorais em 5 campos (utilizando a objetiva de 40X nas áreas mais representadas das secções) e do cálculo da percentagem de células tumorais que apresentavam um padrão de coloração castanha membranosa, citoplasmática ou nuclear (de acordo com o tipo de expressão de cada marcador). O índice de marcação para cada campo foi calculado utilizando a seguinte equação: (número de células positivas/número de células totais); o valor médio dos índices de marcação para os cinco campos foi considerado como o índice de marcação para o caso. Os Abs incluídos neste estudo foram representados da seguinte forma (de acordo com a ficha de dados do fabricante de cada anticorpo):

a.   β-cat, Citoplasma. Núcleo

b.   FN, secretado, espaço extracelular e ECM.

c.   MMP1, secretada, espaço extracelular   e ECM.

d.   SNAIL1, Citoplasma, Núcleo

e.   TWIST2, Citoplasma, Núcleo

Todas as lâminas foram avaliadas às cegas, sem conhecimento prévio dos parâmetros clinicopatológicos correspondentes, as leituras foram calibradas por dois patologistas experientes e foi obtida a média das duas leituras.

2.4.5. Sistema de pontuação:

Foram avaliados pelo menos cinco campos representativos diferentes, selecionados aleatoriamente, com um número total de 1000 células tumorais e 200 células por campo em cada caso individual. Foi utilizada uma potência de 40X para visualizar as secções.

2.4.5.1. Os marcadores do estudo:

2.4.5.1.1. Marcação da β-Catenina:

A avaliação das imunorreacções foi analisada de acordo com a presença ou ausência de imunomarcação no citoplasma, no núcleo ou numa combinação destes. A percentagem de células positivas foi classificada da seguinte forma:

0 = <5%

1 = 5-30%

2 = 31-70%

3=>70% (Zhu et al., 2005)

2.4.5.1.2. Pontuação FN:

A extensão da imunocoloração de FN foi avaliada a partir de células no limite da parte mais celular do tumor. O número de células tumorais imunopositivas por 200 células malignas de cinco áreas ricas em células separadas foi calculado e classificado da seguinte forma:

0=sem coloração

1=<10%

2=10-50%

3=51-75% 4= >75% (Swiatoniowski et al., 2005).

2.4.5.1.3. Pontuação MMP1:

A expressão de MMP1 foi avaliada como coloração da membrana e/ou citoplasma de células tumorais invasivas e classificada como:

0: <10% de células positivas

1: <25% de células positivas

2: 25-50% de células positivas

3: 50-75% de células positivas

4: >75% de células positivas (Wang e Qiu, 2010).

2.4.5.1.4. Pontuação SNAIL1:

A coloração citoplasmática e nuclear foi considerada para a avaliação das imunorreacções. A percentagem de células positivas foi classificada da seguinte forma:

1: (nenhum)

2: ≤10%

3: 11-50%

4: 51-80%

5: >80% de células tumorais positivas (Kroepil et al., 2013).

2.4.5.1.5.   Pontuação TWIST2:

A coloração citoplasmática e a coloração do núcleo foram consideradas para a avaliação das imunorreacções. A percentagem de células positivas foi classificada da seguinte forma:

0 : < 15%

1 : 15%-30%

2 : 31%-60%

3 : >60% de células positivas (Hao et al., 2013).

2.4.6.   Os parâmetros histopatológicos:

2.4.6.1.   Modo de invasão:

A MOI na interface tumor-hospedeiro foi baseada na classificação de POI originalmente introduzida por Jakobsson et al. (1973) e posteriormente definida por Bryne et al. (1989). O POI (na frente invasiva do tumor) é o seguinte:

MOI tipo 1: representa a invasão do tumor de forma empurrada com um contorno suave.

MOI tipo 2: representa a invasão tumoral com "dedos" largos e empurradores, ou grandes ilhas tumorais separadas, com um aspeto estrelado.

MOI tipo 3: representa ilhas invasivas de tumor com cordões finos.

MOI tipo 4: representa ilhas tumorais invasivas de invasão unicelular (Spiro et al., 1999).

2.4.6.2.   Mitose:

A contagem mitótica foi registada em secções coradas com H&E utilizando um microscópio de luz. As figuras mitóticas foram contadas na base dos tumores, na zona mais ativa. As contagens de figuras mitóticas são observadas em 10 campos de alta potência (HPF; 40X). Os critérios foram os seguintes:

Pontuação 1: 0-10/10 HPF

Pontuação 2: 11-19/10 HPF

Pontuação 3: >19/10 HPF (Popovich et al., 2013)

2.4.6.3. Profundidade do tumor:

Para a avaliação do DT, foi utilizada a secção de tecido mais espessa em que se podia observar a mucosa adjacente ao tumor e que não foi considerada como tendo sido cortada tangencialmente. Se o tumor fosse superior a 1 cm, o primeiro corte era efectuado desde a superfície do tumor até ao ponto médio e o segundo corte era efectuado desde o ponto médio até ao fundo do tumor. Utilizou-se um micrómetro ótico para medir a distância (até ao mm mais próximo) desde a camada de células granulares até ao ponto mais profundo da invasão tumoral; nas lesões ulceradas, a espessura foi medida a partir da base da úlcera, em vez da camada de células granulares, ignorando qualquer camada superficial de queratina ou infiltrado inflamatório que possa existir em todos os casos. Para cada secção, foi utilizado o campo de força (4X).

A profundidade do tumor foi estimada fazendo corresponder a divisão do micrómetro ocular, que é desconhecida, com a divisão da plataforma da lâmina (micrómetro da objetiva, figura 2-1), quando cada divisão da plataforma da lâmina foi identificada e igual a 0,01 mm (dados do fabricante). Por conseguinte, o valor de cada divisão ocular com correspondência sob o campo de potência (4X) foi calculado da seguinte forma 10 divisões oculares= 25 divisões da platina

10 oculares= 25 x 0,01 mm

10 ocular= 0,25mm

Por conseguinte, cada divisão ocular é igual a 0,025 mm no palco.

Os doentes foram classificados em três grupos de acordo com a espessura do tumor:

1: ≤3mm

2: 4-7 mm

3: >7 mm (Gonzales-Moles et al., 2002).

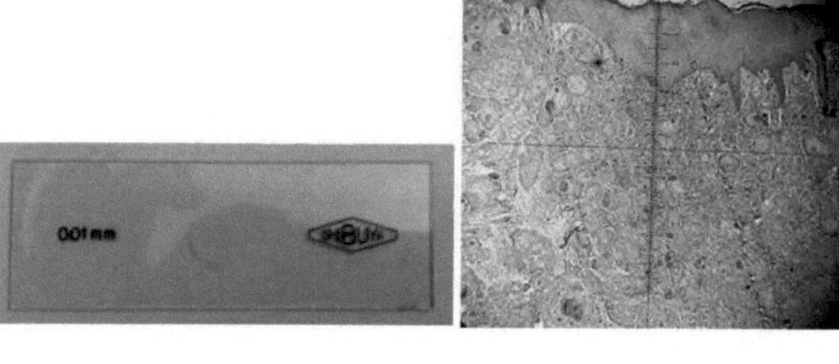

A   B

Figura 2-1: Micrómetro de lâmina objetiva (A) e micrómetro ocular (B)

2.4.6.4. Células inflamatórias e eosinofilia:

O estroma do tumor é constituído por várias células inflamatórias. As secções foram cortadas e coradas com H&E convencional. Para cada secção, foi utilizado o campo de alta potência (HPF) (lente objetiva ocular de 40X). A intensidade da reação inflamatória à volta dos ninhos tumorais foi classificada em três grupos, através da contagem de cinco campos, como se segue:

1--discreto   : <500 células inflamatórias

2--moderado: 500-1000 células inflamatórias

3--intensa   : >1000 células inflamatórias (Estrela-Lima et al., 2010)

Relativamente à eosinofilia, apenas as células nucleadas com grânulos citoplasmáticos intensamente vermelhos foram aceites como eosinófilos, tendo-se tido o cuidado de excluir os glóbulos vermelhos com células inflamatórias mononucleares e polimorfonucleares sobrepostas. Foram excluídos os que estavam confinados aos espaços linfovasculares. Os eosinófilos elevados foram classificados como:

1 - ligeiramente   elevado (0-4 eosinófilos)

2--moderadamente elevada (5-9 eosinófilos)

3- gravemente   elevada (>10 eosinófilos) (Joshi e Kaijkar, 2013)

2.5. Análise estatística:

Foram utilizados dois programas informáticos para apresentar, descrever e analisar os dados incluídos no presente estudo. Foram eles o SPSS (Statistical Package for Social Science; versão 16) e o Microsoft Office Excel 2007.

As variáveis numéricas foram apresentadas como média, mediana, desvio padrão e amplitude. As variáveis nominais foram expressas como frequência (número) e percentagem do total.

O teste do Qui-Quadrado de Pearson foi utilizado para avaliar a diferença de frequência das variáveis nominais entre os grupos.

O coeficiente de correlação de Spearman Rank seria utilizado para estudar a correlação entre variáveis ordinais.

O nível de (<0,05) foi considerado significativo, enquanto o nível de (<0,001) foi considerado altamente significativo para a interpretação dos valores de P.

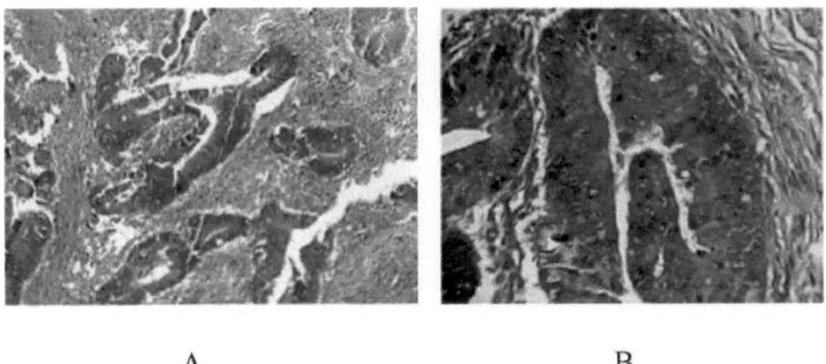

A   B

Figura 2-2: Citoplasma positivo e (ou) expressão nuclear de β-cat / adenocarcinoma do cólon A (10X), B (40X) (Controlo positivo).

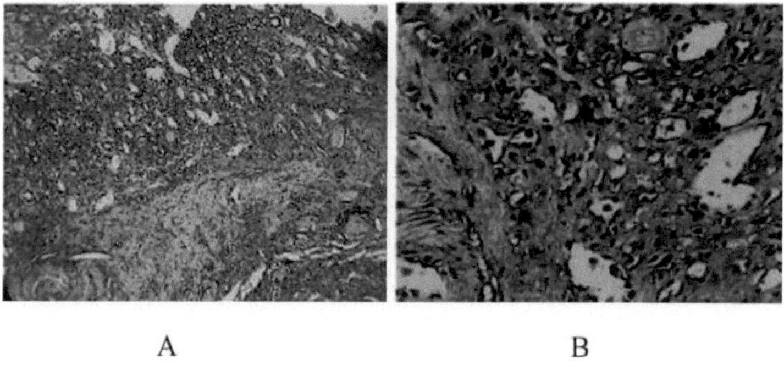

A   B

Figura 2-3: Citoplasma positivo e expressão da MEC da fibronectina/ Rim A (10X), B (40X) (Controlo positivo).

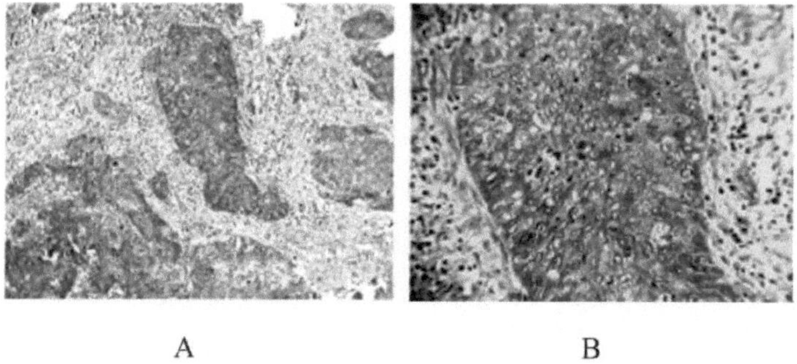

A   B

Figura 2-4: Citoplasma positivo e expressão da MEC de MMP1/carcinoma cervical A (10X), B (40X) (Controlo positivo)

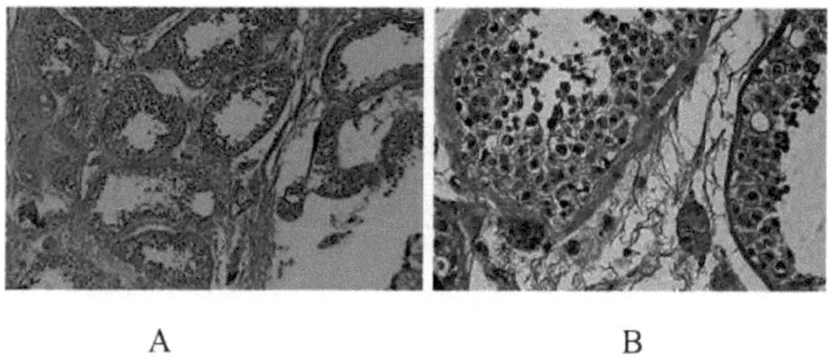

A   B

Figura 2-5: Citoplasma positivo e (ou) expressão nuclear de Snaill / tecido do testículo A (10X), B (40X) (Controlo positivo)

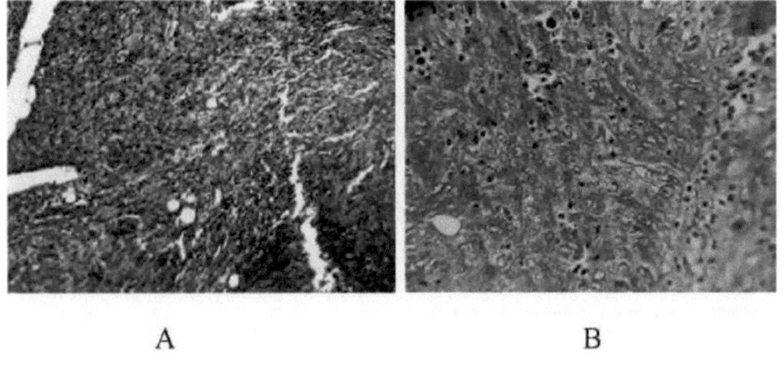

Figura 2-6: Citoplasma positivo e (ou) expressão nuclear de Twist2/ Tecido hepático A (10X), B (40X) (Controlo positivo)

CAPÍTULO TRÊS: RESULTADOS

3.1. Dados clinicopatológicos:

3.1.1. Parâmetros clínicos:

A distribuição etária da amostra do estudo é apresentada na tabela (3-1) e na figura (3-1). O pico de incidência registou-se na sétima década (14 casos=31,11%), com um intervalo de idades entre os 22 e os 82 anos (média ± DP = 55,67+15,45).

Tabela 3-1: Distribuição etária de 45 CCEO de acordo com intervalos de idade de 10 anos

Intervalo de idade	Não.	%
20-29 anos	4	8.89
30-39 anos	3	6.67
40-49 anos	9	20.00
50-59 anos	6	13.33
60-69 anos	14	31.11
70-79 anos	7	15.56
> 80 anos	2	4.44
Total	45	100
Idade média (55,67+15,45)		
Mediana (60)		
Gama (22-82)		

Vinte e sete doentes (60%) eram do sexo masculino, os restantes 18 (40%) eram do sexo feminino, com um rácio de homens para mulheres de 1,5:1. Figura 3-2.

Vinte e quatro dos casos estudados (53,33%) apresentavam-se como massa, os restantes 21 casos (46,67%) apresentavam-se como úlcera. Figura 3-3.

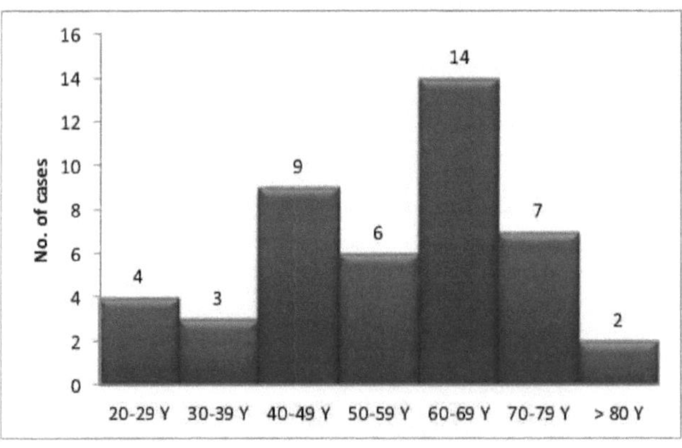

Figura 3-1: Distribuição da idade no CCEO de acordo com intervalos de 10 anos

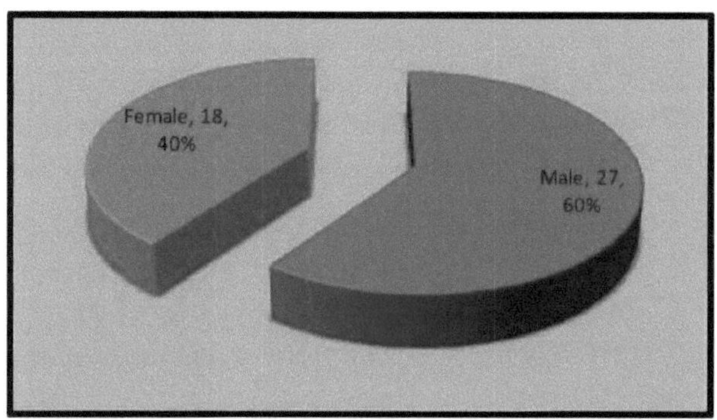

Figura 3-2: Distribuição de 45 casos de CCEO de acordo com o género

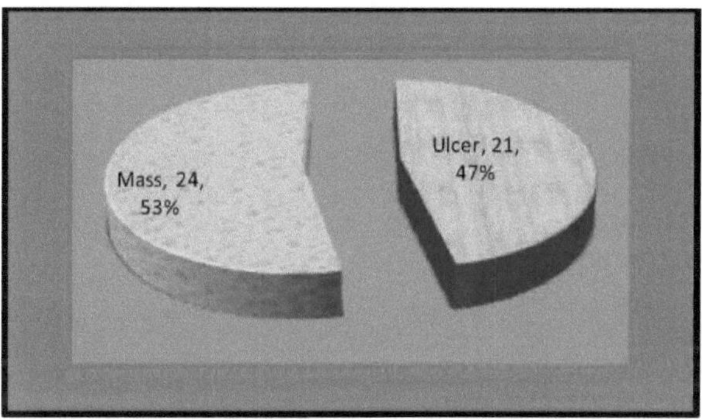

Figura 3-3: Apresentação clínica de 45 casos de CCEO

Os locais primários foram identificados principalmente na língua (22 casos= 48,89%), seguidos do lábio (8 casos= 17,78%), e apenas um caso foi registado no pavimento da boca (1 caso= 2,22%). Tabela 3-2 e figura 3-4.

Tabela 3-2: Distribuição dos locais de 45 casos de CCEO

Local	Não.	%
Mucosa bucal	6	13.33
Língua	22	48.89
Lábio	8	17.78
Gengiva	3	6.67
Paladar	2	4.44
Pavimento da boca	1	2.22
Maxila	3	6.67
Total	45	100

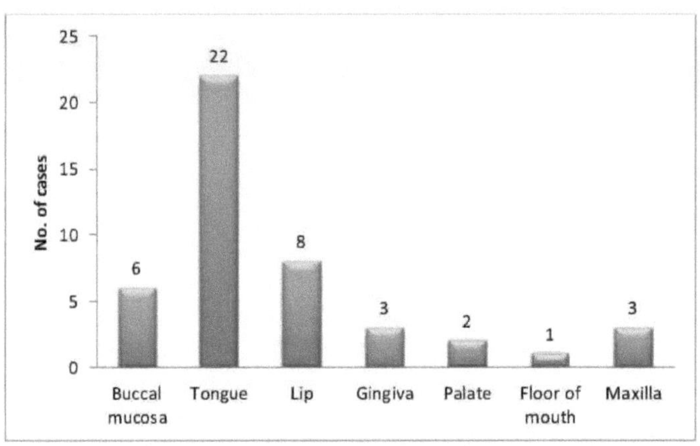

Figura 3-4: Distribuição de 45 casos de CCEO de acordo com o local

3.1.2. Estádio e grau do tumor:

De acordo com a classificação TNM, a maioria dos doentes tinha uma lesão primária de tamanho T2 (18 doentes= 40%), os restantes eram T3 (12 doentes= 26,67%), T1 (9 doentes= 20%) e T4 (6 doentes=13,33%). Patologicamente, 12 dos 45 doentes (26,66%) tinham envolvimento dos gânglios linfáticos, dos quais 6 doentes (13,33%) eram N1 e 6 (13,33%) eram N2. Não havia metástases à distância em todos os 45 casos. A maioria dos CCEO identificados encontrava-se no estádio II (15 casos=33,33%), seguido do estádio III (12 casos=26,67%), enquanto os estádios I e IV representavam 9 casos (20%) cada. Tabela 3-3.

Tabela 3-3: TNM e estadiamento de 45 casos de CCEO

	T		N		M	
Critérios	Não.	%	Não.	%	Não.	%
0			33	73.33	45	100
1	9	20	6	13.33		
2	18	40	6	13.33		
3	12	26.67				
4	6	13.33				
Estágio	Não			%		
I	9			20.00		
II	15			33.33		
III	12			26.67		
IV	9			20.00		
Total	45			100		

3.1.3. Parâmetros histopatológicos:

A análise patológica com hematoxilina e eosina revelou que, dos 45 CEC, mais de metade dos casos eram CEC bem diferenciados (23 casos= 51,11%), 18 casos (40%) eram CEC moderadamente diferenciados e os restantes 4 casos (8,89%) eram CEC pouco diferenciados. Tabela 3-4.

Tabela 3-4: Distribuição de 45 CCEO de acordo com a classificação histopatológica

Grau do tumor	Mitose			Inflamação		
	0-10	11-19	>19	Discreto	Moderado	Intenso
I (23) (51.11%)	9	14	0	15	5	3
II (18) (40%)	5	10	3	5	6	7
III (4) (8,89%)	0	0	4	0	0	4

Relativamente ao MOI, a invasão tumoral com dedos largos e empurradores foi registada em 21 casos (46,67%), 12 casos (26,67%) foram registados como ilhas de tumor com cordões finos, 9 casos (20%) foram registados como uma forma empurradora com um contorno suave e apenas 3 casos (6,67%) foram registados como invasão de uma única célula. Tabela 3-5, figuras 3-5, 3-6, 3-7 e 3-8.

Tabela 3-5: Modo de invasão de 45 casos de CCEO

MOI*	Não.	%
1	9	20
2	21	46.67
3	12	26.67
4	3	6.67
Total	45	100

*MOI: Modo de invasão; (1) invasão do tumor de forma empurrada com um contorno suave. (2) invasão do tumor com "dedos" largos e empurradores, ou grandes ilhas tumorais separadas, com um aspeto estrelado (3) ilhas invasivas de tumor com cordões finos. (4) invasão unicelular de ilhas tumorais invasivas.

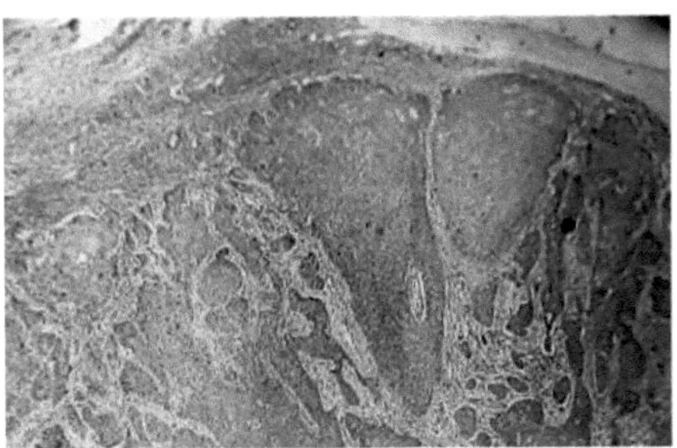

Figura 3-5: Modo 1: invasão do tumor de forma empurrada com um contorno suave (10X).

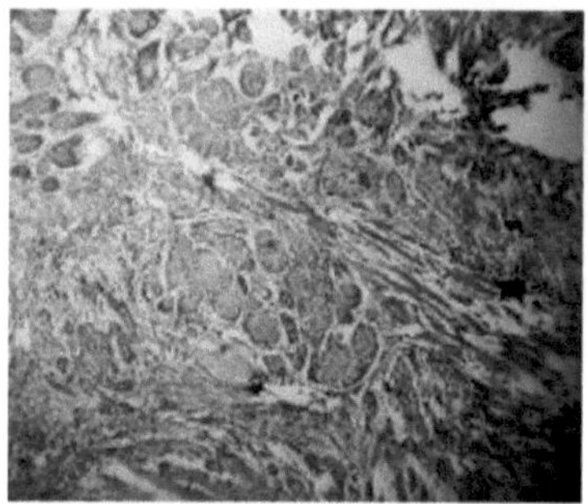

Figura 3-6: Modo 2: invasão tumoral com "dedos" largos e empurradores, ou grandes ilhas tumorais separadas, com um aspeto estrelado (10X)

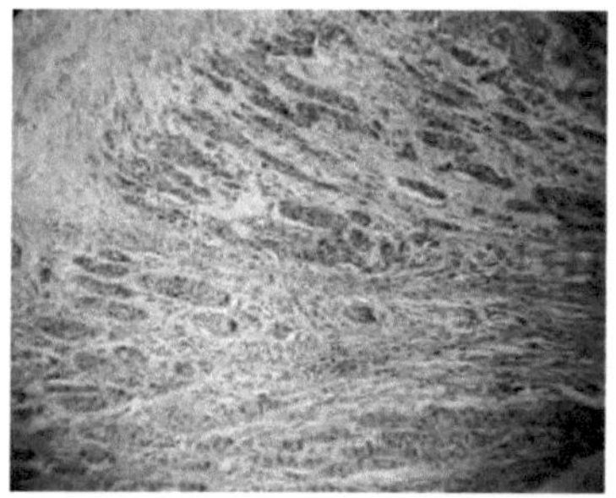

Figura 3-7: Modo 3: ilhas invasivas de tumor com cordões finos (10X)

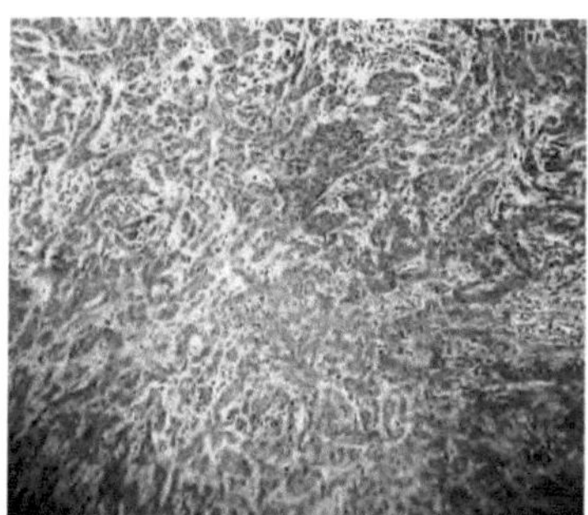

Figura 3-8: Modo 4: invasão de uma única célula em ilhas de tumor invasivo (10X)

De uma amostra total de 45 doentes, 26 casos (57,78%) revelaram uma profundidade do tumor desde a camada de células granulares (ou a superfície, se a lesão for ulcerada) até ao ponto mais profundo de invasão das células tumorais superior a 7 mm, 13 casos (28,89%) mostraram uma profundidade de 4-7 mm e 6 casos (13,33%) tinham uma profundidade inferior a 3 mm. A profundidade média da invasão tumoral foi de 6,98 (DP+2,67) mm, com uma profundidade máxima registada de 18 mm. Tabela 3-6 e figuras 39.

Tabela 3-6: Frequência da profundidade do tumor em 45 CCEO

Profundidade do tumor	Frequência	Percentagem
<3 mm	6	13.33
4-7 mm	13	28.89
>7 mm	26	57.78
Total	45	100
Profundidade média do tumor (6,98 + 2,67)		

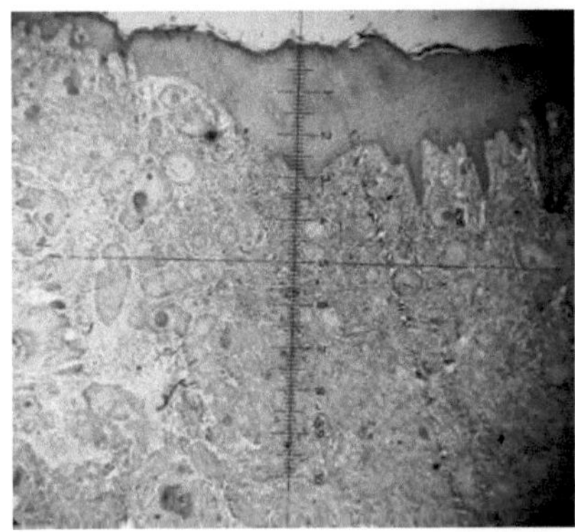

Figura 3-9: Medição da profundidade do tumor desde a camada de células granulares até ao ponto mais profundo de invasão com um micrómetro ocular (4X)

A frequência de figuras mitóticas foi comparada entre os três grupos, 24 casos (53,33%) mostraram 11-19 células mitóticas/ 10 HPF, 14 casos (31,11%) apresentaram 0-10 células mitóticas/ 10 HPF e 7 casos (15,56%) revelaram >19/10 HPF. Tabela 3-7Figura 3-10.

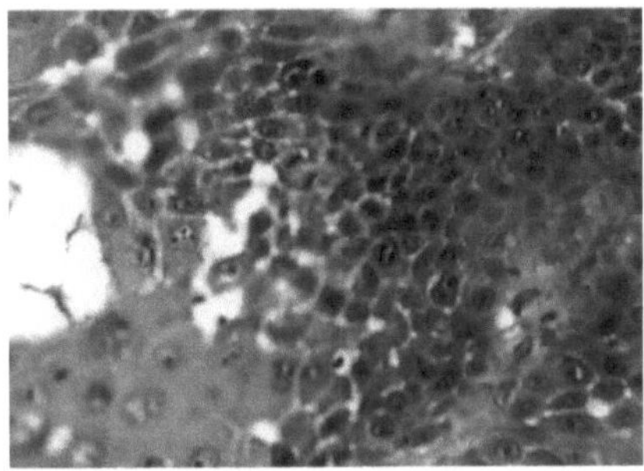

Figura 3-10: Mitose em OSCC (40X)

Em relação às células inflamatórias, 21 casos (46,67%) apresentaram infiltrado celular moderadamente inflamatório, 14 casos (31,11%) apresentaram infiltrado celular inflamatório intenso e 10 casos (22,22%) revelaram infiltrado inflamatório discreto. Tabela 3-7. Figura 3-11.

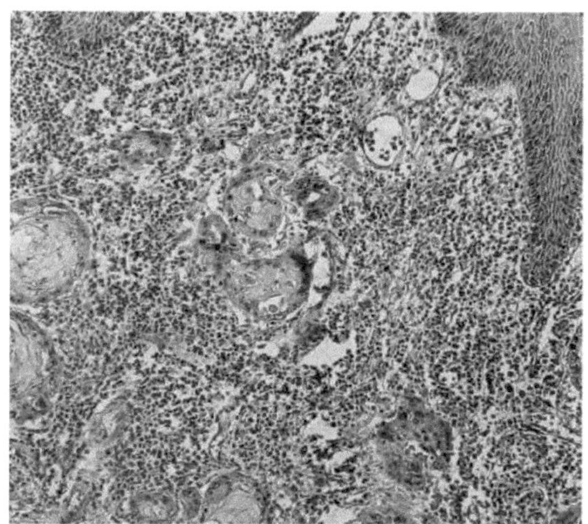

Figura 3-11: Inflamação grave do estroma em redor das ilhas de CCEO (10X)

Relativamente à contagem de eosinófilos, a maioria dos casos (34 casos=75,56%) apresentava eosinofilia ligeira, seguida de eosinofilia moderada (10 casos=22,22%) e apenas um caso (2,22%) apresentava eosinofilia grave. Tabela 3-7 e figura 3-12.

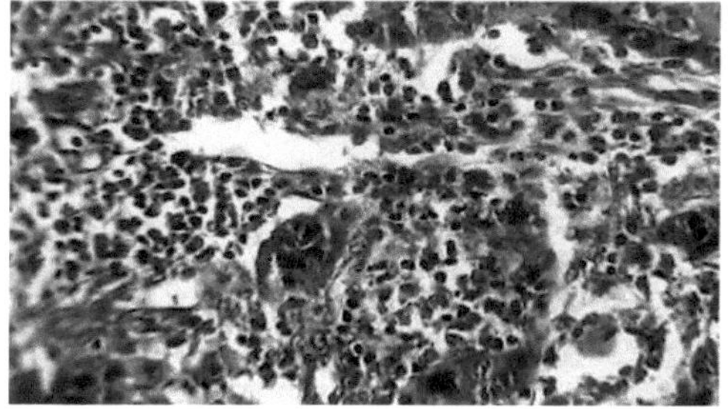

Figura 3-12: Eosinófilos no estroma do tecido conjuntivo em CCEO (40X).

Tabela 3-7: Frequência de mitoses, inflamação e eosinofilia em 45 CCEO

Contagem mitótica	Frequência	%
0-10 /10 HPF	14	31.11
11-19 /10 HPF	24	53.33
>19 /10 HPF	7	15.56

Inflamação	Frequência	%
Discreto " <500 células"	10	22.22
Moderado "500-1000 células"	21	46.67
Intenso "> 1000 células"	14	31.11
Eosinofilia	**Frequência**	**%**
Elevação ligeira "0-4 células"	34	75.56
Elevação moderada "5-9"	10	22.22
elevação grave ">9 células"	1	2.22

3.1.4. Correlação da DT com os parâmetros histopatológicos:

Os resultados da correlação do DT com os parâmetros histopatológicos revelaram uma associação estatisticamente significativa com o envolvimento dos gânglios linfáticos (P=0,036) e uma relação altamente significativa com o estádio do tumor (P=0,001). Tabela 3-8.

Tabela 3-8 : Associação da profundidade do tumor com o estádio dos gânglios linfáticos e do tumor

Profundidade do tumor								
LN	<7mm		≥7mm		Total			
	Não.	%	Não.	%	Não.	%		
Ausente (0)	17	37.78	16	35.56	33	73.33		
Presente (1)	2	4.44	10	22.22	12	26.67		
Total	19	42.22	26	57.78	45	100		
P=0.036	**Significativo**							
TD	Estágio							
	I		II		III		IV	
	Não.	%	Não.	%	Não.	%	Não.	%
<7mm	8	17.70	8	17.78	3	6.67	0	0.00
≥7mm	1	2.22	7	15.56	9	20.00	9	20.00
Total	9	20.00	15	33.33	12	26.67	9	20.00
P= 0,001 Significativo								

Contrariamente, o MOI (P=0,322), o grau do tumor (P=0,140), a contagem mitótica (P=0,503), a inflamação (P=0,618) e a contagem de eosinófilos (P=0,399) reflectiram uma relação não significativa com a profundidade do tumor. Tabela 3-9.

Tabela 3-9: Correlação da DT com o parâmetro histopatológico

TD	Modo de invasão							
	Modo 1		Modo 2		Modo 3		Modo 4	
	Não.	%	Não.	%	Não.	%	Não.	%
<7mm	4	8.89	11	24.44	4	8.89	0	0.00
>7mm	5	11.11	10	22.22	8	17.78	3	6.67
Total	9	20.00	21	46.67	12	26.67	3	6.67
P= 0,322 Não significativo								
TD	Grau							
	I		II		III			
	Não.	%	Não.		%		Não.	
<7mm	12	26.67	7		15.56		0	0.00
>7mm	11	24.44	11		24.44		4	8.89
Total	23	51.11	18		40.00		4	8.89
P= 0,140 Não significativo								
TD	Contagem mitótica							
	0-10/10HPF		11-19/10HPF		>19/10HPF			
	Não.	%	Não.	%	Não.	%		
<7mm	5	11.11	12	26.67	2	4.44		
>7mm	9	20.00	12	26.67	5	11.11		

Total	14	31.11	24	53.33	7	15.56
P= 0,503 Não significativo						

TD	**Inflamação**					
	Discreto " <500 células"		Moderado "500-1000 células"		Intenso "> 1000 células"	
	Não.	%	Não.	%	Não.	%
<7mm	3	6.67	9	20.00	7	15.56
>7mm	7	15.56	12	26.67	7	15.56
Total	10	22.22	21	46.67	14	31.11
P= 0,618 Não significativo						

TD	**Eosinofilia**					
	Elevação ligeira "0-4 células"		elevação moderada "5-9 células"		elevação da gravidade ">10 células"	
	Não.	%	Não.	%	Não.	%
<7mm	13	28.89	5	11.11	1	2.22
>7mm	21	46.67	5	11.11	0	0.00
Total	34	75.56	10	22.22	1	2.22
P= 0,399 Não significativo						

3.2. Análise imunohistoquímica:

3.2.1. Avaliação da imunohistoquímica da β-catenina:

A coloração imuno-histoquímica do β-cat foi detectada como uma coloração castanha no citoplasma e (ou) no núcleo das células do antigénio alvo. A expressão IHC positiva foi encontrada em todos os 45 casos (100%), cerca de metade dos casos foram registados como pontuação 2 (23 casos=51,11%), seguida pela pontuação 3 (15 casos=33,33%), os restantes 7 casos (15,56%) apresentaram pontuação 1. Tabela 3-10, Figuras 3-13, 3-14, 3-15.

Tabela 3-10: Expressão imunohistoquímica dos biomarcadores do estudo

Pontuação	β-catenina		Fibronectina		MMP1		Caracol		Torcer2	
	Não.	%	Não.	%	Não.	%	Não.	%	Não.	%
1	7	15.56	1	2.22	1	2.22	-	-	1	2.22
2	23	51.11	10	22.22	8	17.78	6	13.33	14	31.11
3	15	33.33	16	35.56	11	24.44	15	33.33	30	66.67
4	-	-	18	40	25	55.56	24	53.33	-	-
Total	45	100	45	100	45	100	45	100	45	100

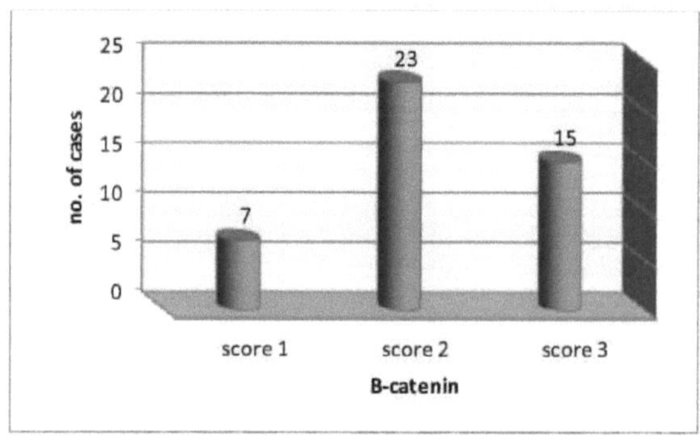

Figura 3-13: Distribuição da frequência da expressão de β-cat em 45 casos de CCEO

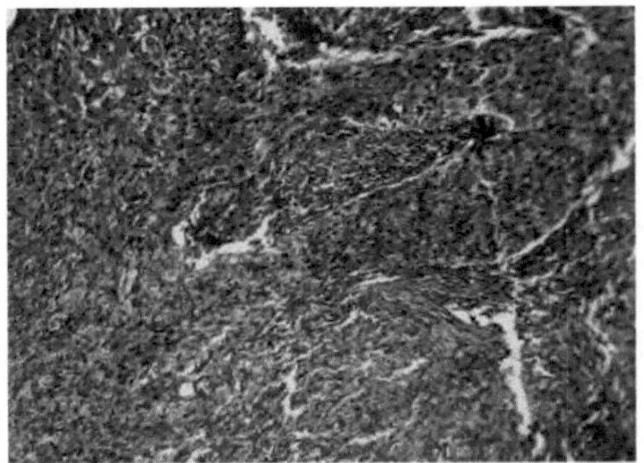

Figura 3-14: Citoplasma positivo e (ou) imunomarcação nuclear de β-cat em OSCC **(10X)**

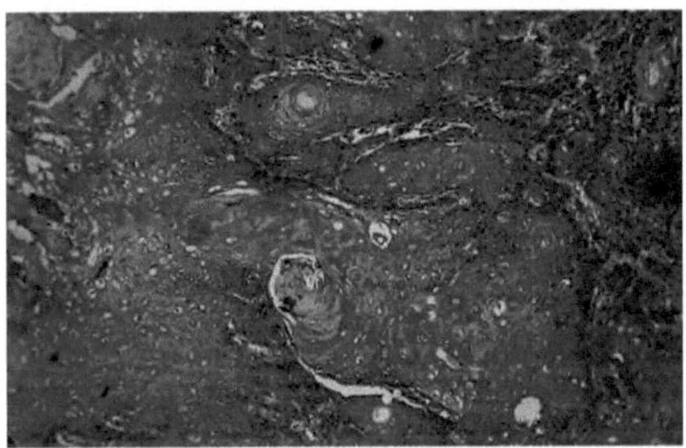

Figura 3-15: Citoplasma positivo e (ou) imunomarcação nuclear de β-cat em OSCC (40X)

3.2.1.1. Correlação do β-cat com a idade, o género, o local e a apresentação clínica do CCEO:

De acordo com o teste de qui-quadrado, o resultado do presente estudo revelou uma correlação estatisticamente não significativa relativamente à expressão de β-cat em relação à idade (valor de P=0,095), tabela 3-11, género (valor de P=0,313), tabela 3-12, local (valor de P=0,456), tabela 3-13, e apresentação clínica (valor de P=0,366), tabela 3-14.

Quadro 3-11: Correlação do gato-β com a idade

Parâmetros de correlação*	β-catenina
R	0.252
P	0.095

*r: Coeficiente de correlação; P: nível de significância.

Tabela 3-12: Correlação do β-cat com o género no CCEO

| Género | Pontuação IHC da β-catenina | | | | | |
| | 1 | | 2 | | 3 | |
	Não.	%	Não.	%	Não.	%
Masculino	6	13.33	13	28.89	8	17.78
Feminino	1	2.22	10	22.22	7	15.56
Total	7	15.56	23	51.11	15	33.33

P = 0,313Não   significativo

Tabela 3-13: Correlação de β-cat com o local no CCEO

Sítio		Mucosa bucal	Língua	Lábio	Gengiva	Paladar	Pavimento da boca	Maxila
β-gato queimadura	1	2	1	2	1	0	1	0
	2	3	13	3	1	1	0	2
	3	1	8	3	1	1	0	1
Total		6	22	8	3	2	1	3

P= 0,456 Não significativo

Tabela 3-14: Correlação do gato-β com a apresentação clínica no CCEO

| β- pontuação do gato | Apresentação clínica | | | |
| | Úlcera | | Massa | |
	Não.	%	Não.	%
1	3	6.67	4	8.89
2	13	28.89	10	22.22
3	5	11.11	10	22.22
Total	21	46.67	24	53.33

P= 0,366 Não significativo

3.2.1.2. Correlação do β-cat com o estádio e o grau do tumor:

Em relação ao estadiamento e classificação do tumor, o presente estudo mostrou uma associação estatisticamente não significativa entre β- cat e o estágio do tumor (P=248), enquanto uma associação altamente significativa foi encontrada com o grau do tumor (P-valor=0,001). Tabela 3-15.

Tabela 3-15: Associação entre a β-catenina com o estádio e o grau do tumor β-catenina

Estágio	r	0.152
	P	0.248
Grau	r	0.633
	P	0.001

3.2.1.3. Correlação do β-cat com os parâmetros histopatológicos:

Relativamente aos parâmetros histopatológicos, o presente estudo revelou uma correlação estatisticamente significativa entre β-cat e MOI (P-valor=0,009), contagem mitótica (P-valor=0,011) e contagem de eosinófilos (P-valor=0,039), enquanto a TD e a inflamação mostraram uma correlação não significativa com P-valor (0,702), (0,360) respetivamente. Tabela 3-16.

Tabela 3-16: Associação do β-gato com o parâmetro histopatológico

Pontuação do gato β	Modo de invasão			
	Modo 1	Modo 2	Modo 3	Modo 4
1	1	1	3	2
2	3	10	9	1
3	5	10	0	0
Total	9	21	12	3
P= 0.009				

Pontuação do gato β	Contagem mitótica		
	0-10/10HPF	11-19/10HPF	>19/10HPF
1	1	3	3
2	4	15	4
3	9	6	0
Total	14	24	7
P= 0.011			

Pontuação do gato β	Contagem de eosinófilos		
	Elevação ligeira "0-4 célula"	Elevação moderada "5-9"	Elevação severa ">9 célula"
1	6	0	1
2	19	4	0
3	9	6	0
Total	34	10	1
P= 0.039			

Pontuação do gato β	Profundidade do tumor		
	<3 mm	4-7 mm	>7 mm
1	0	2	5
2	3	6	14
3	3	5	7
Total	6	13	26
P= 0.702			

Pontuação do gato β	Inflamação		
	Discreto " <500 células"	Moderado "500-1000 célula"	Intenso "> 1000 células"
1	3	2	2
2	6	11	6
3	1	8	6
Total	10	21	14
P= 0.360			

3.2.2. Avaliação da imunohistoquímica da fibronectina:

A expressão de FN foi detectada como uma coloração castanha no citoplasma e na MEC das células do antigénio alvo. Todos os 45 casos apresentaram uma expressão positiva (100%). As células tumorais na amostra do estudo expressaram principalmente FN no score 4 (18 casos=40%), seguido do score 3 que ocorreu em 16 casos (35,56%), depois o score 2 em 10 casos (22,22%), enquanto o score 1 apresentou a percentagem mais baixa, tendo sido registado em apenas um caso (2,22%). Tabela 3-10 e figuras 3-16, 3-17 e 3-18.

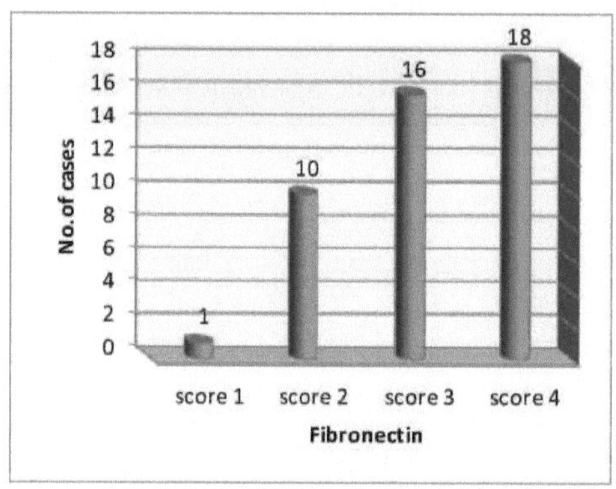

Figura 3-16: Distribuição da frequência da expressão de FN em 45 casos de CCEO

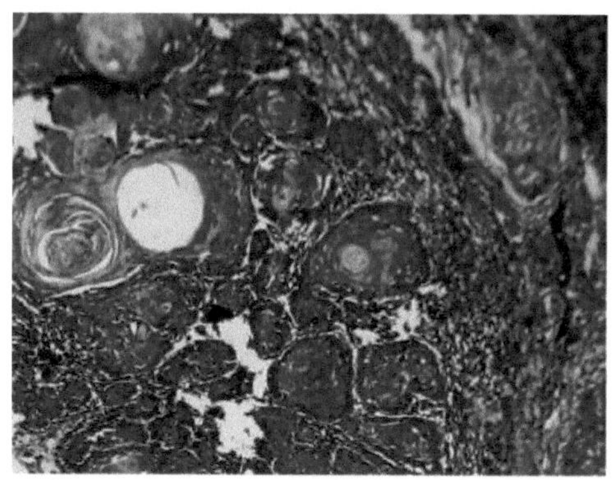

Figura 3-17: Imunomarcação positiva de FN em OSCC (10X)

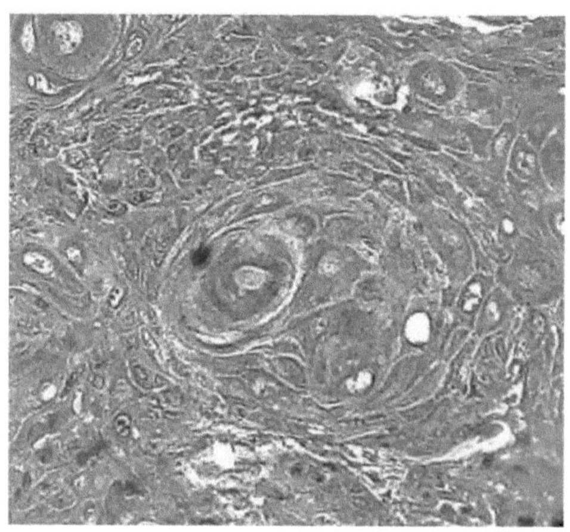

Figura 3-18: Citoplasma positivo e imunomarcação da ECM de FN em OSCC (40X)

3.2.2.1. Correlação da FN com a idade, o género, o local e a apresentação clínica do CCEO:

De acordo com o teste do Qui-Quadrado, a presente investigação demonstrou uma correlação estatisticamente não significativa relativamente à expressão de FN em relação à idade (valor de P=0,123) tabela 3-17, género (valor de P=0,263) tabela 3-18, local (valor de P=0,889) tabela 3-19 e apresentação clínica (valor de P=0,734) tabela 3-20.

Tabela 3-17: Correlação da FN com a idade no CCEO

Parâmetros de correlação*	Fibronectina
r	0.233
P	0.123

*r: Coeficiente de correlação; P: nível de significância.

Tabela 3-18: Correlação da FN com o género

Género	Pontuação IHC da fibronectina							
			2		3			
	Não.	%	Não.	%	Não.	%	Não.	%
Masculino	1	2.22	4	8.89	12	26.67	10	22.22
Feminino	0	0.00	6	13.33	4	8.89	8	17.78
Total	1	2.22	10	22.22	16	35.56	18	40.00

P= 0,263Não   significativo

Tabela 3-19: Correlação da FN com o local no CCEO

Sítio		Mucosa bucal	Língua	Lábio	Gengiva	Paladar	Pavimento da boca	Maxila
Pontuação FN	1	0	1	0	0	0	0	0
	2	3	5	0	0	1	0	1
	3	1	9	4	1	0	0	1
	4	2	7	4	2	1	1	1
Total		6	22	8	3	2	1	3

P= 0,889 Não significativo

Tabela 3-20: Correlação da FN com a apresentação clínica no CCEO

Fibronectina pontuação	Apresentação clínica			
	Úlcera		Massa	
	Não.	%	Não.	%
1	1	2.22	0	0.00
2	5	11.11	5	11.11
3	7	15.56	9	20.00
4	8	17.78	10	22.22
Total	21	46.67	24	53.33

P= 0,734Não   significativo

3.2.2.2. Correlação da FN com o estádio e o grau do tumor:

Em relação ao estadiamento e classificação do tumor, o presente estudo mostrou uma associação estatisticamente não significativa entre o NF e o estágio do tumor (valor de P = 0,521), enquanto uma associação estatisticamente significativa foi encontrada com o grau do tumor (valor de P = 0,008). Tabela 3-21.

Tabela 3-21: Correlação da FN com o estádio e grau do tumor

Fibronectina		
Estágio	r	0.083
P		0.521
Grau	r	0.364
P		0.008

3.2.2.3. Correlação da FN com os dados histopatológicos:

Em relação aos parâmetros histopatológicos, o presente estudo mostrou uma correlação estatisticamente não significativa entre FN e MOI (P-valor=0,119), contagem mitótica (P-valor=0,584), contagem de eosinófilos (P-valor=0,519), TD (P-valor=0,468) e inflamação (P-valor=0,552). Tabela 3-22.

Tabela 3-22: Correlação da FN com o parâmetro histopatológico

Pontuação FN	Modo de invasão			
	Modo 1	Modo 2	Modo 3	Modo 4
1	0	0	1	0
2	0	3	6	1
3	3	10	2	1
4	6	8	3	1
Total	9	21	12	3
P= 0.119				

Pontuação FN	Contagem mitótica		
	0-10/10HPF	11-19/10HPF	>19/10HPF
1	0	1	0
2	1	6	3
3	6	8	2
4	7	9	2
Total	14	24	7
P= 0.584			

Pontuação FN	Contagem de eosinófilos		
	Elevação ligeira "0-4 células"	Elevação moderada "5-9"	Elevação grave ">9 células"
1	1	0	0
2	8	1	1
3	11	5	0
4	14	4	0
Total	34	10	1
P= 0.519			

Pontuação FN	Profundidade do tumor		
	<3 mm	4-7 mm	>7 mm
1	0	1	0

2	1	3	6
3	1	6	9
4	4	3	11
Total	6	13	26

P= 0.468

	Inflamação		
Pontuação FN	Discreto " <500 células"	Moderado "500-1000 células"	Intenso "> 1000 células"
1	1	0	0
2	3	5	2
3	3	8	5
4	3	8	7
Total	10	21	14

P= 0.552

3.2.3. Avaliação da imunohistoquímica da MMP1:

A expressão da MMP1 foi detectada como uma coloração castanha no citoplasma e na MEC, tendo todos os 45 casos apresentado uma expressão positiva (100%). A maioria dos casos expressou fortemente a MMP1 na classificação 4 (25 casos=55,56%), seguida da classificação 3, registada em 11 casos (24,44%), da classificação 2, registada em 8 casos (17,78%), enquanto a classificação 1 apresentou a percentagem mais baixa, registada apenas num caso (2,22%). Tabela 3-10, Figura 3-19, 3-20, 3-21.

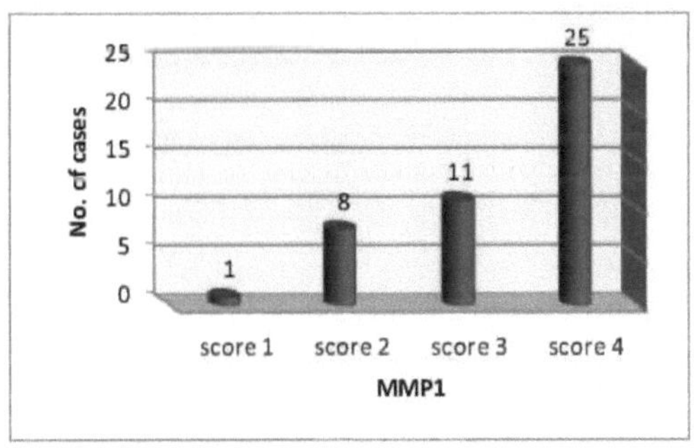

Figura 3-19: Distribuição de frequência da expressão de MMP1 em 45 casos de CCEO

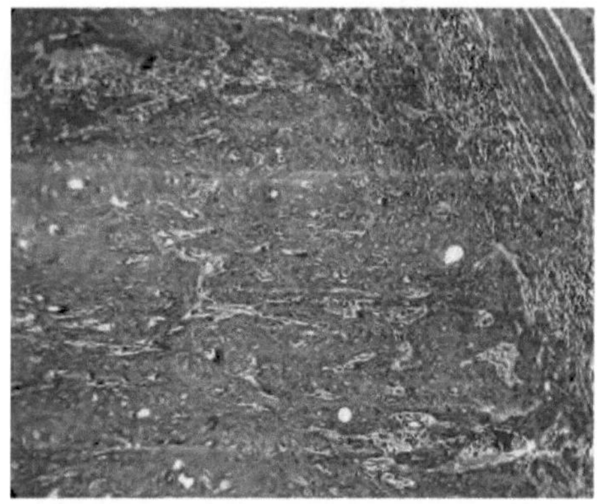

Figura 3-20: Citoplasma positivo e imunomarcação da MMP1 na ECM em OSCC (10X)

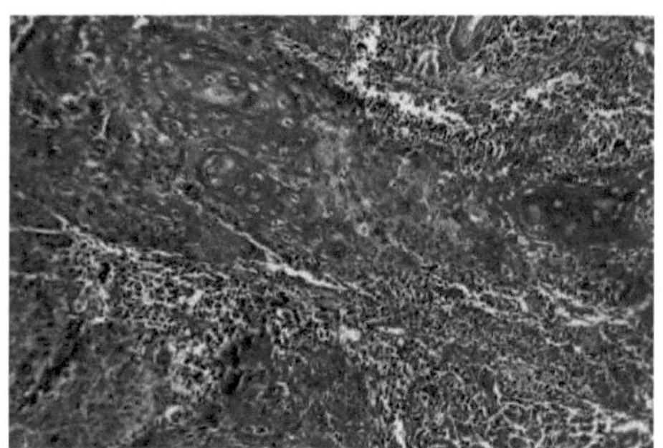

Figura 3-21: Citoplasma positivo e imunomarcação da MMP1 na ECM em OSCC (40X)

3.2.3.1. Correlação da MMP1 com a idade, o género, o local e a apresentação clínica do CCEO:

De acordo com o teste de qui-quadrado, o presente estudo revelou uma correlação estatisticamente significativa relativamente à expressão de MMP1 em relação à idade (valor de P=0,012), tabela 3-23, enquanto o género (valor de P=0,263), tabela 3-24, o local (valor de P=0,879), tabela 3-25, e a apresentação clínica (valor de P=0,262) mostraram uma correlação estatisticamente não significativa. Tabela 3-26.

Tabela 3-23: Correlação da MMP1 com a idade

Parâmetros de correlação*	MMP1
r	0.346
P	0.012

Tabela 3-24: Correlação da MMP1 com o género

Género	Pontuação MMP1 IHC							
	1		2		3		4	
	Não.	%	Não.	%	Não.	%	Não.	%
Masculino	1	2.22	5	11.11	7	15.56	14	31.11
Feminino	0	0.00	3	6.67	4	8.89	11	24.44
Total	1	2.22	8	17.78	11	24.44	25	55.56

P= 0,263 Não significativo

Tabela 3-25: Correlação da MMP1 com o local

Local		Mucosa bucal	Língua	Lábio	Gengiva	Paladar	Pavimento da boca	Maxila
MMP1 pontuação	1	0	1	0	0	0	0	0
	2	2	5	0	0	1	0	0
	3	2	4	2	1	0	0	2
	4	2	12	6	2	1	1	1
Total		6	22	8	3	2	1	3

P= 0,879 Não significativo

Tabela 3-26: Correlação da MMP1 com a apresentação clínica

Pontuação MMP1	Apresentação clínica			
	Úlcera		Massa	
	Não.	%	Não.	%
1	1	2.22	0	0.00
2	2	4.44	6	13.33
3	7	15.56	4	8.89
4	11	24.44	14	31.11
Total	21	46.67	24	53.33

P= 0,262 Não significativo

3.2.3.2. Correlação da MMP1 com o estádio e o grau do tumor:

O presente estudo mostrou uma associação estatisticamente não significativa entre a MMP1 e o estádio do tumor (valor de P = 0,847), enquanto foi encontrada uma associação significativa com o grau do tumor (valor de P = 0,047). Tabela 3-27.

Tabela 3-27: Associação entre a MMP1 e o estádio e grau do tumor

MMP1		
Estágio	r	0.025
P		0.847
Grau	r	0.275
P		0.047

3.2.3.3. Correlação da MMP1 com os dados histopatológicos:

Relativamente aos parâmetros histopatológicos, o presente estudo mostrou uma correlação não significativa entre a MMP1 e o MOI (P=0,119), a contagem mitótica (P=0,799), a contagem de eosinófilos (P=0,489) e a inflamação (P=0,762). Enquanto uma correlação significativa estava presente com TD (P=0,037).Tabela 3-28.

Tabela 3-28: Associação da MMP1 com parâmetros histopatológicos

Pontuação MMP1	Modo de invasão			
	Modo 1	Modo 2	Modo 3	Modo 4
1	0	1	0	0
2	0	3	4	1
3	2	5	4	0
4	7	12	4	2
Total	9	21	12	3
P=0.119				

Pontuação MMP1	Contagem mitótica		
	0-10/10HPF	11-19/10HPF	>19/10HPF
1	0	1	0
2	1	5	2
3	4	6	1
4	9	12	4
Total	14	24	7
P=0.799			

Pontuação MMP1	Contagem de eosinófilos		
	Elevação ligeira "0-4 célula"	Elevação moderada "5-9"	Elevação severa ">9 célula"
1	1	0	0
2	6	1	1
3	8	3	0
4	19	6	0
Total	34	10	1
P=0.489			

Pontuação MMP1	Profundidade do tumor		
	<3 mm	4-7 mm	>7 mm
1	0	0	1
2	1	4	3
3	1	2	8
4	4	7	14
Total	6	13	26
P=0.037			

Pontuação MMP1	Inflamação		
	Discreto " <500 células"	Moderado "500-1000 células"	Intenso "> 1000 células"
1	0	1	0
2	3	4	1
3	2	5	4
4	5	11	9
Total	10	21	14
P=0.762			

3.2.4. Avaliação da imunohistoquímica do caracol:

A coloração imuno-histoquímica de Snaill foi detectada como uma coloração castanha no citoplasma (e) ou no núcleo das células do antigénio alvo, tendo sido detectada uma expressão IHC positiva em todos os 45 casos (100%), mais de metade dos casos foram reportados como pontuação 4 (24 casos=53,33%), seguidos pela pontuação 3 (15 casos=33,33%), os restantes 6 casos (13,33%) apresentaram pontuação 2. Tabela 3-10, figuras 3-22, 3-23, 3-24.

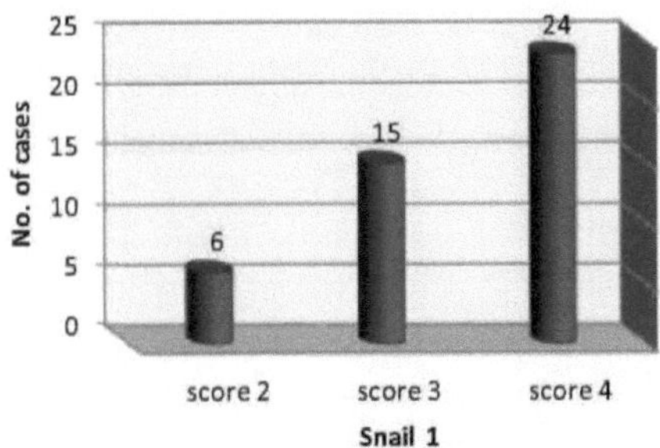

Figura 3-22: Distribuição da frequência da expressão de Snail1 em 45 casos de CCEO

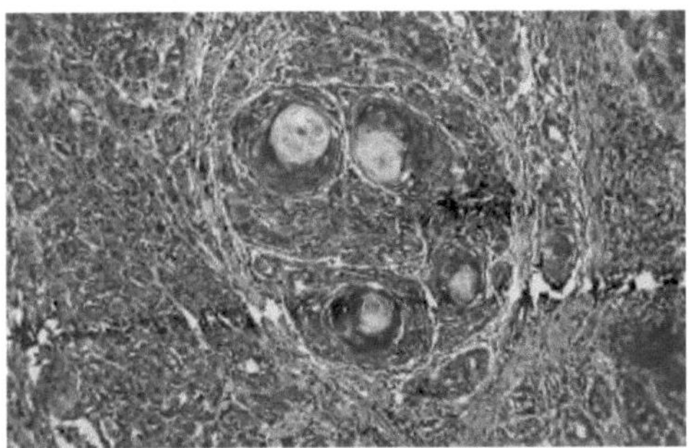

Figura 3-23: Citoplasma positivo e (ou) imunomarcação nuclear de Snail1 em OSCC (10X)

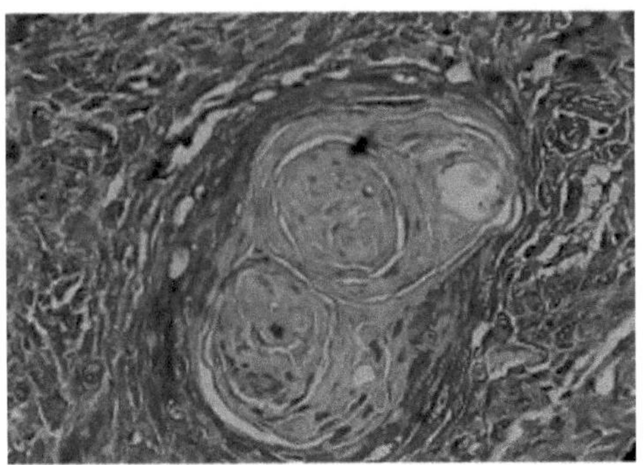

Figura 3-24: Citoplasma positivo e (ou) imunomarcação nuclear de Snail1 em OSCC (40X)

3.2.4.1. Correlação do Snail1 com a idade, o género, o local e a apresentação clínica do CCEO:

De acordo com o teste do Qui-Quadrado, o resultado do presente estudo revelou uma correlação estatisticamente significativa relativamente à expressão de Snail1 em relação à idade (P-value=0,010) tabela 3-29, enquanto foi observada uma correlação não significativa com o género (P-value=0,427) tabela 3-30, a localização (P-value=0,691) tabela 3-31, e a apresentação clínica (P-value= 0,343) tabela 3-32.

Tabela 3-29: Correlação de Snail1 com a idade em CCEO

Parâmetros de correlação*	Caracol
r	0.378
P	0.010

Tabela 3-30: Correlação de Snail1 com o género no CCEO

Género	Pontuação IHC de Snail1					
	2		3		4	
	Não.	%	Não.	%	Não.	%
Masculino	5	11.11	9	20.00	13	28.89
Feminino	1	2.22	6	13.33	11	24.44
Total	6	13.33	15	33.33	24	53.33

P=0.427   Não significativo

Tabela 3-31: Correlação de Snail com o local no CCEO

Sítio		Mucosa bucal	Língua	Lábio	Gengiva	Paladar	Pavimento da boca	Maxila
pontuação	2	0	4	0	0	1	0	1
	3	3	8	2	1	0	0	1
	4	3	10	6	2	1	1	1
Total		6	22	8	3	2	1	3

P= 0,691 Não significativo

Tabela 3-32: Correlação de Snail1 com a apresentação clínica

Caracol1 Pontuação	Apresentação clínica			
	Úlcera		Massa	
	Não.	%	Não.	%
2	4	8.89	2	4.44
3	5	11.11	10	22.22
4	12	26.67	12	26.67
Total	21	46.67	24	53.33

P= 0,343 Não significativo

3.2.4.2:   Correlação de Snail1 com o estádio e o grau do tumor:

Relativamente ao estadiamento e classificação do tumor, o presente estudo mostrou uma associação estatisticamente não significativa entre Snail1 e o estadiamento do tumor (valor de P = 0,928), enquanto foi encontrada uma associação significativa com o grau do tumor (valor de P = 0,004). Tabela 3-33.

Tabela 3-33: Associação entre Snail1 e estágio e grau do tumor

		Caracol
Estágio	r	0.012
	P	0.928
Grau	r	0.403
	P	0.004

3.2.4.3. Correlação de Snaill com os parâmetros histopatológicos:

No que respeita aos parâmetros histopatológicos, o presente estudo revelou uma correlação estatisticamente significativa entre Snaill e MOI (valor de P=0,029) e TD (valor de P=0,031), enquanto se observou uma relação não significativa com a contagem mitótica (valor de P=0,113), contagem de eosinófilos (valor de P=0,202) e inflamação (valor de P=0,523). Tabela 3-34.

Tabela 3-34: Associação do caracol com o parâmetro histopatológico

Pontuação do caracol	Modo de invasão			
	Modo 1	Modo 2	Modo 3	Modo 4
2	0	4	2	0
3	2	5	6	2
4	7	12	4	1
total	9	21	12	3
P= 0.029				

Pontuação do caracol	Contagem mitótica		
	0 10/10HPF	11-19/10HPF	>19/10HPF
2	2	3	1
3	2	8	5
4	10	13	1
Total	14	24	7
P= 0.113			

Pontuação do caracol	Contagem de eosinófilos		
	Elevação ligeira "0-4 células"	Elevação moderada "5-9"	Elevação grave ">9 células"
2	6	0	0
3	12	2	1
4	16	8	0
Total	34	10	1
P= 0.202			

Pontuação do caracol	Profundidade do tumor		
	<3 mm	4-7 mm	>7 mm
2	2	1	3
3	0	5	10
4	4	7	13
Total	6	13	26
P=0.031			

Pontuação do caracol	Inflamação		
	Discreto " <500 células"	Moderado "500-1000 células"	Intenso "> 1000 células"
2	2	3	1
3	5	6	4
4	3	12	9
Total	10	21	14
P= 0.523			

3.2.5. Avaliação da imunohistoquímica do Twist2:

A coloração imuno-histoquímica do Twist2 foi detectada como uma coloração castanha no citoplasma (e) ou no núcleo das células do antigénio alvo, a expressão IHC positiva foi encontrada em todos os 45 casos (100%), a maioria dos casos mostrou uma expressão de pontuação 3 (30 casos=66,67%), seguida da pontuação 2 (14 casos=31,11%) e apenas um caso (2,22%)

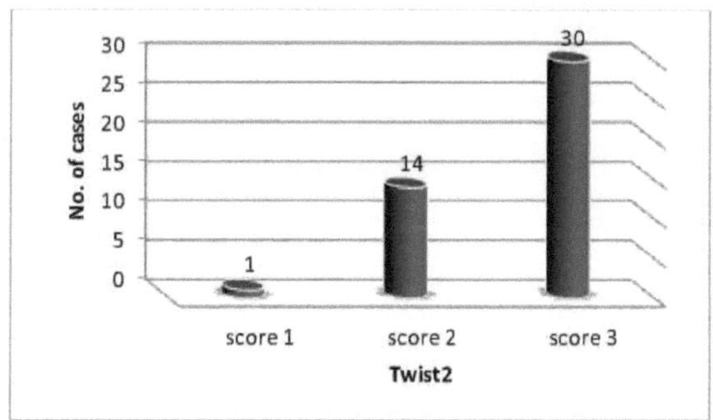

Figura 3-25: Distribuição da frequência da expressão de Twist2 em 45 casos de CCEO

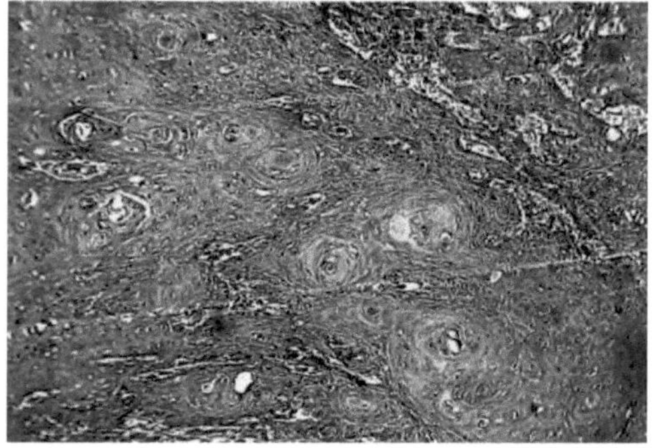

Figura 3-26: Citoplasma positivo e (ou) imunomarcação nuclear de Twist2 em OSCC (10X)

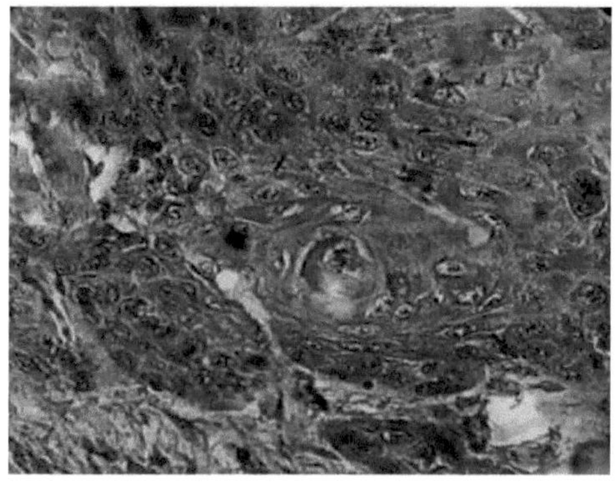

Figura 3-27: Citoplasma positivo e (ou) imunomarcação nuclear de Twist2 em OSCC (40X)

3.2.5.1. Correlação do Twist2 com a idade, o género, o local e a apresentação clínica do CCEO:

De acordo com o teste do Qui-Quadrado, o resultado do presente estudo revelou uma correlação estatisticamente não significativa relativamente à expressão de Twist2 em relação à idade (valor de P=0,666), tabela 3-35, género (valor de P=0,499), tabela 3-36, e apresentação clínica (valor de P=0,542), tabela 3-37. Enquanto o local mostrou uma relação significativa (P-valor=0,010), tabela 3-38.

Tabela 3-35: Correlação de Twist2 com o

Parâmetros de correlação*	Torcer2
r	0.066
P	0.666

Tabela 3-36: Correlação do Twist2 com o género no CCEO

Género	Pontuação IHC de Twist2					
	1		2		3	
	Não.	%	Não.	%	Não.	%
Masculino	1	2.22	7	15.56	19	42.22
Feminino	0	0.00	7	15.56	11	24.44
Total	1	2.22	14	31.11	30	66.67

P=0,499 Não significativo

Tabela 3-37: Correlação de Twist2 com o local no CCEO

Sítio		Mucosa bucal	Língua	Lábio	Gengiva	Paladar	Pavimento da boca	Maxila
pontuação	1	0	0	0	0	1	0	0
	2	1	7	2	1	1	1	1
	3	5	15	6	2	0	0	2
Total		6	22	8	3	2	1	3

P= 0,010 Significativo

Tabela 3-38: Correlação de Twist2 com a apresentação clínica

Torcer2 pontuação	Apresentação clínica			
	Úlcera		Massa	
	Não.	%	Não.	%
1	1	2.22	0	0.00
2	6	13.33	8	17.78
3	14	31.11	16	35.56
Total	21	46.67	24	53.33

P=0,542 Não significativo

3.2.5.2. Correlação do Twist2 com o estádio e o grau do tumor:

Relativamente ao estadiamento e à classificação do tumor, o presente estudo mostrou uma associação estatisticamente não significativa entre o estadiamento do tumor (P=0,619) e o grau do tumor (P=0,156) e a proteína biomarcadora Twist2. Tabela 3-39.

Tabela 3-39: Associação entre Twist2 e estádio e grau do tumor

		Torcer2
Estágio	r	0.068
	P	0.619
Grau	r	0.205
	P	0.156

3.2.5.3. Correlação do twist2 com os parâmetros histopatológicos:

No que diz respeito aos parâmetros histopatológicos, o presente estudo revelou uma correlação estatisticamente não significativa entre twist2 e MOI (valor de P=0,340), contagem mitótica (valor de P=0,847), contagem de eosinófilos (valor de P=0,930), TD (valor de P=0,119) e inflamação (valor de P=0,359). Tabela 3-40.

Tabela 3-40: Associação de Twist2 com parâmetros histopatológicos

Pontuação do Twist2	Modo de invasão			
	Modo 1	Modo 2	Modo 3	Modo 4
1	0	1	0	0
2	2	4	7	1
3	7	16	5	2
total	9	21	12	3
P= 0.340				

Pontuação do Twist2	Contagem mitótica		
	0-10/10HPF	11-19/10HPF	>19/10HPF
1	0	1	0
2	4	7	3
3	10	16	4
Total	14	24	7
P= 0.847			

Pontuação do Twist2	Contagem de eosinófilos		
	Elevação ligeira "0-4 células"	Elevação moderada "5-9"	Elevação grave ">9 células"
1	1	0	0
2	11	3	0
3	22	7	1
Total	34	10	1
P= 0.930			

Pontuação do Twist2	Profundidade do tumor		
	<3 mm	4-7 mm	>7 mm
1	1	0	0
2	2	5	7
3	3	8	19
Total	6	13	26
P= 0.119			

Pontuação do Twist2	Inflamação		
	Discreto " <500 células"	Moderado "500-1000 células"	Intenso "> 1000 células"

1	1	0	0
2	4	6	4
3	5	15	10
Total	10	21	14
P= 0.359			

3.2.6. Correlação entre os biomarcadores de EMT estudados:

Relativamente à correlação entre a expressão por IHC dos biomarcadores da EMT (β-cat, FN, MMP1, Snaill e Twist2), os resultados da investigação atual demonstraram que o β-cat apresentou uma correlação estatisticamente significativa com FN (P=0,023) e Snaill (P=0,002).

Relativamente à FN, para além da correlação estatisticamente significativa com a β-cat, a FN revelou também uma correlação estatisticamente significativa com a MMP1, Snaill e Twist2 com um valor de P (0,001, 0,001 e 0,031), respetivamente.

Relativamente ao biomarcador MMP1, para além da correlação significativa com FN, existe uma correlação estatisticamente muito significativa com Snaill (p=0,001).

No que diz respeito à expressão de Snaillex, e tal como mencionado anteriormente, os resultados mostraram uma correlação significativa com β-cat, FN e MMPl, enquanto foi observada uma correlação não significativa com Twist2 (p-=0,081).

No que diz respeito à expressão do biomarcador Twist2, os resultados mostraram uma correlação estatisticamente significativa com FN (p=0,031), enquanto os resultados revelaram uma correlação não significativa com β-cat (p=0,080), MMPl (0,448) e Snaill (p=0,250). Tabela 3-41.

Tabela 3-41: Correlações entre biomarcadores de EMT em CCEO

IHC	Correlação	FN	MMP1	Caracol1	Torcer2
β-gato	r	0.307	0.259	0.425	0.250
	P	0.023	0.057	0.002	0.080
FN	r		0.615	0.595	0.303
	P		<0.001	0.001	0.031
MMP1	r			0.558	0.107
	P			0.001	0.448
Caracol	r				0.250
	P				0.081

CAPÍTULO QUATRO: DEBATE:

4.1. Achados clinicopatológicos:

Os dados obtidos e interpretados a partir de um pequeno número de amostras têm limitações óbvias. Este estudo avaliou e analisou clinicamente 45 amostras de CCEO removidas por excisão. No entanto, os dados reflectem uma população específica de doentes e não a comunidade como um todo.

O carcinoma espinocelular oral foi considerado, durante muito tempo, como um tumor do idoso, tendo sido observado apenas esporadicamente antes da terceira década de vida. No nosso estudo, o paciente mais jovem no momento do diagnóstico tinha 22 anos e o mais velho 82 anos; a idade média de diagnóstico foi de 55,67 anos. Este facto está de acordo com os estudos de Jerjes et al., (2010), Talabani et al., (2010) e Marocchio et al., (2010). No entanto, outros estudos mostraram que houve um aumento da incidência entre a população mais jovem (Sharma et al., 2010, e Andisheh-Tadbir et al., 2010). O tumor é muito agressivo nos grupos etários mais jovens e é frequentemente mal diagnosticado devido à falta de suspeição por parte dos profissionais de saúde (Neville et al., 2009).

Sabe-se que o cancro oral afecta mais os homens do que as mulheres. O rácio entre homens e mulheres neste estudo foi de 1,5:1, um rácio semelhante foi relatado por Heng e Rossi, (1995), e Oliver et al., (1996). No entanto, outros estudos relataram rácios mais elevados 9,2:1, 4,8:1 respetivamente (Antoniades et al., 1995; e Gervasio et al., 2001), enquanto outro estudo observou números quase equivalentes entre homens e mulheres (1,2:1)(Pinholt et al., (1997).

Estudos epidemiológicos demonstraram que os locais de ocorrência do cancro oral são muito diferentes. A língua, o lábio e o pavimento da boca são os locais mais frequentes de lesões de carcinoma de células escamosas na cavidade oral. Este estudo está de acordo com a literatura (Kowalski et al., 1994; Tanaka et al., 2003; Jerjes et al., 2010; Al-qazaz, 2012; e Al-janabi, 2013), em que a língua foi o local mais frequénte, o que se deve ao movimento contínuo da língua, especialmente na proximidade de próteses dentárias mal adaptadas e dentes fracturados. Outros estudos (Cox et al., 1995, Antoniades et al., 1995, Talabani et al., 2010) mostraram que o lábio é o local mais constante de carcinoma de células escamosas na cavidade oral, embora a língua tenha sido o segundo local na maioria desses estudos.

Normalmente, o CCEO apresenta-se como uma lesão branca ou mista de branco e vermelho, uma lesão vermelha (eritroplasia), uma úlcera com fissuras ou margens exofíticas elevadas ou pode apresentar-se como um nódulo (Markopoulos, 2012). No presente estudo, o padrão de massa foi o tipo mais comum (53,33%) e os restantes casos apresentaram um tipo ulcerativo. Este achado está de acordo com (Jassim ,2007; Delvarian et al., 2009; e Al-qazzaz, 2012), o que se deve ao facto de o CCEO, nas suas fases iniciais, mostrar uma área eritholeukoplásica sem sintomas, enquanto nas fases avançadas se apresenta como nódulos e úlceras com margens irregulares que são rígidas ao toque. O atraso no diagnóstico é, por conseguinte, a principal razão pela qual a maioria dos doentes com CCEO são descobertos em fases avançadas quando o seu diagnóstico é finalmente efectuado. O diagnóstico tardio é o resultado do atraso do doente ou do profissional (Kerdpon & Sriplung, 2001, Rogers et al., 2007). Por outro lado, (Sarkis, 2008) e outros estudos (Al-janabi, 2013; e Abid, 2013) relataram que as úlceras eram a apresentação clínica mais comum.

No presente estudo, a maioria dos tumores encontrava-se no estádio II (33,33%), e a confirmação patológica mostrou que 6 doentes tinham envolvimento nodal N1 e 6 tinham envolvimento nodal N2. Esta conclusão está de acordo com a conclusão de (Mohammed, 2008; e Jerjes et al., 2010), mas discorda dos resultados de (Jassim ,2007; e Sarkis, 2008), que registaram que a maioria dos casos se encontrava no estádio III, e com (Joshua et al., 2010; Mostaan et al., 2011; e Al-janabi, 2013), em que o estádio IV representava a maioria dos casos. Esta variação pode dever-se à remoção excisional do tumor em estádios precoces nas nossas amostras. É amplamente aceite que o prognóstico é melhor nos cancros precoces, particularmente naqueles que são bem diferenciados. Um estudo de análise multivariada mostrou que o grau do tumor estava significativamente relacionado com a doença nodal no momento do diagnóstico (Larsen et al., 2009); no entanto, a maioria das autoridades considera este sistema de classificação como um mau indicador do resultado e da resposta ao tratamento (O-charoenrat et al 2003; Woolgar,2006). No presente estudo, a maioria dos doentes apresentava CCEO bem diferenciado (51,11%), o que é compatível com (Khandekar et al., 2006; jassim 2007; e khalil, 2009). Por outro lado, taxas mais altas de CCEO moderadamente diferenciado foram relatadas por (Sittle et al., 1999; Laimer et al., 2007; Sarkis, 2008; e Abid, 2013). Enquanto Sanderson e ironside, (2002) encontraram frequências iguais para classificação bem e mal diferenciada.

O MOI difere significativamente da parte central ou superficial do tumor (Bankfalvi e Piffko, 2000). A compreensão do comportamento biológico destas células levou à ligação entre estas células e o risco de metástases cervicais em doentes com CCEO (Yamamoto et al., 1984). Este estudo mostrou que (46,67%) dos doentes apresentavam MOI do tipo II (invasão tumoral com dedos largos e empurradores), seguidos de (26,67%) com MOI do tipo III (ilhas de tumor com cordões finos), cinco doentes (23,8%) do MOI do tipo II tinham envolvimento linfonodal, enquanto (33,33%) do MOI do tipo III estavam associados a envolvimento linfonodal. Isto está de acordo com o estudo efectuado por (Spiro et al., 1999), que referiu que os graus elevados de infiltração (grau 3 ou 4) estão normalmente associados ao envolvimento nodal e à subsequente metástase da doença, embora não estejam associados à recorrência local. Num estudo efectuado por Weijers et al., (2004) em 68 doentes com CCEO, confirmou-se que o modo de invasão não estava significativamente relacionado com as recorrências locais. Além disso, a análise citométrica de imagem e de fluxo das células da frente invasiva mostrou um conteúdo anormal de ADN (4cER), confirmando assim que isto pode fornecer informações adicionais úteis ao selecionar estratégias de tratamento (Noguchi et al., 2002).

As mitoses aumentadas e anormais indicam danos genéticos. Esta é uma caraterística importante nas lesões pré-cancerosas e cancerosas. Assim, a identificação e a quantificação das células mitóticas constituem uma parte indivisível dos sistemas de classificação histológica utilizados para o prognóstico de lesões pré-cancerosas e cancerosas (Reibel, 2003). Geralmente, os graus mais elevados de carcinoma apresentam figuras mitóticas anormais frequentes do que os graus mais baixos de carcinoma (Francois et al., 1997; Nandini e Subramanyam, 2011).

O presente estudo não é uma exceção, em que a contagem mitótica mostrou uma relação extrusiva com o aumento do grau do tumor. Por outras palavras, as células dos tumores pouco diferenciados apresentam uma contagem mitótica superior à das células dos tumores bem diferenciados, o que pode dever-se ao crescimento rápido e anormal das células neoplásicas. Isso está de acordo com estudos feitos por (Truelson et al., 1992; Francois et al., 1997; Nandini e Subramanyam, 2011; Jadhay et al., 2012; e Popovich et al., 2013).

A presença de reação inflamatória no tecido conjuntivo peritumoral é geralmente considerada como um mecanismo de defesa contra o cancro, mas foi recentemente provado que o tecido inflamatório na transformação maligna e nas fases iniciais da oncogénese desempenha um papel de apoio e agravante em alguns carcinomas (Campisi et al., 2011). Meneses et al., (1998) demonstraram, em amostras de carcinoma espinocelular oral, uma possível associação entre o tamanho do tumor, a área de invasão, a angiogénese e a caraterização fenotípica do infiltrado inflamatório peritumoral predominantemente constituído por linfócitos T e linfócitos B. Coussens et al. (1999) também encontraram, em carcinomas da mucosa oral, uma associação entre o predomínio de mastócitos no infiltrado peritumoral e um maior desenvolvimento da angiogénese estromal, o que proporcionaria um adequado suprimento sanguíneo para a nutrição neoplásica e, consequentemente, um pior prognóstico. De acordo com os resultados obtidos no presente estudo, 46,67% apresentaram infiltrado inflamatório moderado, enquanto 31,11% e 22,22% apresentaram infiltrado inflamatório intenso e discreto, respetivamente. Além disso, o infiltrado de células inflamatórias foi maior nos tumores pouco diferenciados quando comparados às médias das amostras de tumores moderadamente diferenciados, seguidos das amostras de tumores bem diferenciados. Ao avaliarmos esses dados, observamos que existe uma correlação entre o maior grau de malignidade e a maior intensidade inflamatória e promoção do crescimento tumoral. O achado está de acordo com estudos anteriores de (Gungor et al., 2007; Sabhan , 2008; Campisi et al., 2011).A caraterização da composição do infiltrado peritumoral não revelou diferença entre os tipos leucocitários dos três grupos, determinados a partir de seus graus, mas curiosamente, as quantidades de cada tipo celular foram igualmente proporcionais nestes grupos. Observamos que em todas as amostras, o número total de linfócitos T e macrófagos predominou sobre a quantificação de plasmócitos, caracterizando a reação local do paciente como uma resposta imune predominantemente do tipo celular (Vieira et al., 2008).

A eosinofilia tecidular extensa tem sido descrita em muitos cancros, incluindo o carcinoma espinocelular oral (Pereira et al., 2011). A associação da eosinofilia tecidular com o carcinoma espinocelular oral mostrou resultados variáveis, desde favoráveis a desfavoráveis ou mesmo sem influência no prognóstico (Jain et al., 2014). No entanto, alguns estudos compararam as contagens de eosinófilos entre lesões neoplásicas in situ e lesões neoplásicas invasivas com contagens mais elevadas nas últimas, sugerindo assim que as contagens elevadas de eosinófilos são um marcador histopatológico associado à invasão do estroma (Alrawi et al., 2005).

No nosso estudo, a maioria dos casos (75,56%) apresentava eosinofilia ligeira, seguida de eosinofilia moderada (22,22%) e apenas (2,22%) apresentava eosinofilia grave, o que sugere que pode não ter um papel no crescimento do tumor e na invasão do estroma. (2000), que concluíram que, no espetro das neoplasias do cólon, a eosinofilia do estroma é mais proeminente nos adenomas e parece diminuir com a progressão através da sequência adenoma-carcinoma. (Kiziltas et al., 2008) também referiram que a intensidade do TATE diminuía com o aumento do potencial maligno das neoplasias epiteliais do cólon e pode ser utilizada como indicador de diagnóstico. Mas esta conclusão contrasta com o estudo efectuado por (Alrawi et al., 2005) que demonstrou uma elevação da contagem de eosinófilos no carcinoma de células escamosas invasivo em comparação com tumores não invasivos da região da cabeça e do pescoço. Do mesmo modo, os resultados de (Falconieri et al., 2008) sugeriram que o CEC com um infiltrado inflamatório reativo rico em eosinófilos está consistentemente associado à invasão do estroma. Na mesma linha, Oliviera et al., (2009) descobriram que a eosinofilia intensa estava fortemente associada ao estadiamento avançado T3/T4.

O tamanho do tumor afecta normalmente a escolha e o resultado do tratamento (Scully e Bagan, 2009). Também afecta a capacidade do cirurgião para conseguir uma ressecção completa, especialmente em tumores com invasão profunda. Por um lado, a espessura do tumor tem sido associada ao envolvimento cervical, a uma elevada taxa de recorrência (Woolgar, 2006) e a um mau prognóstico (Crissman et al., 1984). Por outro lado, acredita-se que a associação da espessura do tumor com metástases nos gânglios linfáticos reflecte a agressividade do crescimento do tumor (Moore et al., 1986)

No presente estudo, a maioria da amostra de CCEO revelou uma profundidade tumoral superior a 7 mm (57,78%), a profundidade média do tumor foi de 6,98 mm + 2,67 e a profundidade máxima registada foi de 18 mm. Além disso, os dados demonstraram uma correlação significativa entre a profundidade do tumor e a metástase do LN cervical (P=0,036), sugerindo que os linfáticos de grande calibre no tecido mais profundo facilitam o envolvimento do LN, e uma relação altamente significativa com o estágio do tumor (P=0,001). Resultados semelhantes foram registados em estudos anteriores (Arduino et al., 2008; Bier-Laning et al., 2009; Huang et al., 2009; Haksever et al., 2012). Além disso, Woolgar, (2006); e Haksever et al., (2012), concluíram que a profundidade crítica do tumor é quando o tumor está a invadir a musculatura e que está altamente associado a metástases nodais subclínicas. A relação entre a espessura do tumor primário e a ocorrência de metástases cervicais contralaterais foi relatada como aumentando em 5% no CEC T1/T2 da língua oral (Bier-Laning et al., 2009). No entanto, estudos recentes sugeriram que o tamanho do tumor não previa a doença nodal, e é agora amplamente aceite que a espessura é um preditor mais preciso de metástases nodais subclínicas, recorrência local e sobrevivência do que o tamanho do tumor (Woolgar, 2006; Larsen et al., 2009).

4.2. Avaliação dos resultados imunohistoquímicos:

A previsão do comportamento do CCEO é diferente utilizando parâmetros clínicos e histopatológicos convencionais. Por conseguinte, os estudos sobre biomarcadores moleculares, incluindo marcadores de adesão celular e de degradação da matriz, têm-se revelado ferramentas potenciais para prever o prognóstico de doentes com CCEO. A IHC, como ferramenta disponível, pode fornecer informações úteis sobre marcadores tumorais de prognóstico associados ao resultado clínico do CCEO

(Olivera e Riberio-Silva, 2011).

4.2.5. Avaliação da imunohistoquímica da β-catenina:

A β-catenina foi descrita pela primeira vez por Ozawa et al. (1989) como parte de um grupo de proteínas estruturais responsáveis pela ancoragem da E-cad ao citoesqueleto em células de ratinho. Alguns relatórios sugeriram que a expressão desregulada de β-catenina pode estar implicada na tumorigénese de diferentes subtipos de cancros humanos, incluindo o CCEO, e que tal pode estar diretamente relacionado com a ativação da via de sinalização Wnt/ β-catenina, que, por sua vez, inicia a transcrição de genes alvo envolvidos na regulação de processos biológicos importantes, como a proliferação, a diferenciação e a EMT (Fracalossi et al., 2010).

No presente estudo, observou-se uma diminuição da localização membranosa e uma coloração citoplasmática e (ou) nuclear intensa, tendo-se registado uma sobreexpressão de β-gato em (51,11%) e (33,33%), o que representa a pontuação 2 e 3, respetivamente. Este facto está de acordo com os resultados de (Laxmidevi et al., 2010; Ravindran e Devaraj, 2012) que encontraram uma expressão membranosa reduzida e uma localização citoplasmática predominante, sugerindo a estabilização da β-cat e o seu papel como molécula de sinalização, e (Polakis, 1999; Kypta e Waxman, 2012) que concluíram que a sobreexpressão da β-cat é causada por uma sinalização Wnt excessiva. Além disso, Uraguchi et al., (2004) observaram que as linhas celulares com expressão de Wnt exibiam uma acumulação de β-cat tanto no núcleo como no citoplasma, confirmando a ativação desta via em linhas celulares de carcinoma da cavidade oral. No entanto, a identificação de moléculas de sinalização Wnt não foi observada em todos os relatos publicados na literatura, indicando que pode haver uma via de sinalização independente de Wnt que atua durante a progressão de um estado normal para um estado neoplásico. Assim, alguns trabalhos relataram uma expressão elevada de membros da proteína Wnt em amostras de CCEO, enquanto outros não (Braunfeld e Mirsky, 2013).

4.2.5.1. Correlação da expressão de β-cat com os achados clinicopatológicos:

Os resultados do presente estudo demonstraram uma correlação estatisticamente não significativa na expressão de β-cat em relação à idade, género, local e apresentação clínica. Esse achado estava de acordo com estudos feitos por (Gao et al., 2005; Mahomed et al., 2007).

Em relação ao estágio e grau do tumor, o resultado do presente estudo mostrou associação não significativa entre a expressão de β-cat e o estágio do tumor (P=0,248), enquanto associação altamente significativa foi encontrada com o grau do tumor (P=0,001), quando a expressão citoplasmática e (ou) nuclear foi observada principalmente em tumores moderadamente e pouco diferenciados, os dados sugerem que β-cat desempenha papéis importantes na promoção da progressão do tumor, estimulando a proliferação de células tumorais e reduzindo a atividade dos sistemas de adesão celular. Isso está de acordo com o estudo feito por Ravindran e Devaraj, (2012) que observaram que a intensa imunorreatividade de β-cat, que foi significativamente associada a tumores pouco diferenciados, destaca o que há muito se sabe: que a sinalização Wnt ativada contribui para a progressão do CCEO. (2010) encontraram uma correlação positiva da expressão de β-cat entre CEC bem diferenciado e pouco diferenciado, e também entre CEC moderadamente diferenciado e pouco diferenciado. Da mesma forma, Lo Muzio et al. (1999) demonstraram uma relação inversa entre a localização da expressão de β-cat no interior das células e o grau de diferenciação do CCEO, de tal forma que a expressão membranosa reduzida foi associada a uma menor diferenciação. Este facto foi corroborado por Zhi-gang et al. (2008), que também observaram imunorreactividade nuclear e citoplasmática de β-cat principalmente em carcinomas pouco diferenciados, reforçando a conclusão de que a via de sinalização Wnt activada é crucial para predispor o CCEO a um estado mais avançado de progressão e metástases.

Relativamente ao MOI, o nosso resultado revelou uma correlação estatisticamente significativa entre β-cat e MOI (P-value=0,009). Um resultado semelhante foi registado por Zhu et al., (2005) e Kitahara et al., (2008), sugerindo que os ninhos de células do CCEO são mais agressivos devido à perda de adesão entre as células tumorais. Contrariamente, outros estudos deduziram que não existe correlação entre a expressão de β-cat e o modo de invasão tumoral (Tanaka et al., 2003; Gao et al.,

2005; Mahomed et al., 2007).

O presente estudo mostrou correlação significativa na expressão de β-cat com contagem mitótica e contagem de eosinófilos com valor de P (0,011) e (0,039), respetivamente. Isso foi explicado por Kaplan et al., (2004) e Mbom et al., (2014) que concluíram que, além da adesão célula-célula e da ativação transcricional estimulada por Wnt, a β-cat participa de um terceiro processo celular, o estabelecimento de um fuso mitótico bipolar. Durante a mitose, a β-cat relocaliza-se para os pólos do fuso mitótico e para o midbod, e regula o ciclo dos centrossomas. No que diz respeito à contagem de eosinófilos, Jin et al., (2013) sugerem que a proteína catiónica dos eosinófilos pode ativar uma via de sinalização canónica Wnt/β-cat, aumentando a estabilização e a translocação de β-cat para o núcleo.

No que diz respeito à DT e à inflamação, os resultados do presente estudo mostraram uma correlação estatisticamente não significativa na expressão de β-cat com a DT e a inflamação, este achado estava de acordo com os resultados registados por Gao et al., (2005), e Braunfeld e Mirsky (2013).

4.2.6. Avaliação da imunohistoquímica da fibronectina:

Foram adquiridos conhecimentos significativos sobre as moléculas-chave que regulam o ciclo celular, a apoptose, a defesa imunológica do tumor e as interações e a degradação da matriz extracelular no cancro oral (Ziober et al., 2001). Uma dessas moléculas da matriz extracelular importante na tumorigénese e na diferenciação, proliferação, migração e sobrevivência das células é o FN (Kosmehl et al., 1996).

Na amostra do nosso estudo, as células tumorais apresentaram sobreexpressão de FN no score 4 e no score 3, que representam (40%) e (35,56%), respetivamente, tendo a expressão mais baixa sido registada no score 1 (2,22%). Isto está em harmonia com o estudo de (Kamarajan et al., 2010), que especulou que o aumento da expressão de FN pelas células do CCEO pode, nas fases iniciais da patogénese, facilitar a migração local e a invasão destas células na matriz extracelular circundante para se tornarem localmente agressivas.

4.2.6.1. Correlação da expressão de FN com os achados clinicopatológicos:

Os estudos sobre as alterações da expressão de FN no cancro são escassos e contraditórios. No entanto, os resultados da nossa série mostraram uma correlação estatisticamente não significativa da expressão de FN em relação à idade, género, localização e apresentação clínica. Nenhum dos estudos anteriores relatou a relação entre a expressão de FN e os dados clínicos.

No que diz respeito ao estágio e ao grau do tumor, o presente estudo mostrou uma associação não significativa entre a expressão de FN e o estágio do tumor, enquanto uma associação significativa foi encontrada com o grau do tumor (P=0,008), quando as células tumorais demonstraram uma relação inversa entre a expressão de FN e o grau de CCEO e ECM, os resultados demonstram que a quantidade de FN pode ser útil na avaliação do potencial de invasão do tumor. (2005) e Kamarajan et al. (2010), que detectaram que os tumores de baixo grau se coraram num nível de intensidade mais elevado em comparação com os tumores de alto grau, sugerindo que a FN está envolvida nas fases iniciais da tumorigénese.

No que diz respeito aos parâmetros histopatológicos, o presente estudo mostrou uma correlação estatisticamente não significativa entre FN e MOI, contagem mitótica, contagem de eosinófilos, TD e inflamação.

No entanto, num estudo realizado por Kumar et al., (2014), verificou-se que a progressão do cancro é marcada por uma maior deposição e ligação cruzada de proteínas fibrilares da MEC, incluindo colagénio e FN, o que leva a um aumento da densidade da MEC e a um aumento das adesões célula-matriz. Assim, um desequilíbrio entre a matriz celular e a CCA está na base da progressão do cancro, sugerindo que o aumento das adesões célula-matriz regula negativamente a CCA, contribuindo assim para a EMT e para uma maior invasão celular. Em relação à mitose, Liu et al. (2008) verificaram que o aumento da deposição de FN plasmático na MEC do pulmão é observado no cancro do pulmão e tem sido implicado na promoção da proliferação e invasão das células tumorais. No que diz respeito à contagem de eosinófilos, Anwar et al. (1993) demonstraram que a interação eosinófilos/Fn resulta na geração autócrina mediada por VLA-4 de IL-3 e GM-CSF, o que leva ao prolongamento da sobrevivência dos eosinófilos em cultura. Este poderia ser um mecanismo importante para a regulação da localização e função dos eosinófilos na saúde e na doença. Além disso, Takei et al., (1998) relataram que a expressão de FN não se correlaciona com a profundidade ou o tamanho do tumor. Além disso, You et al., (2010) sugerem que uma alteração na matriz de FN promove a ativação do sistema imunitário inato e pode fazer parte de um mecanismo de feed-forward que conduz à inflamação crónica.

4.2.7. Avaliação da imunohistoquímica da MMP1:

As MMPs são uma família de endopeptidases dependentes de zinco, enzimas proteolíticas que podem decompor os componentes da MEC, como o colagénio, a gelatina, a elastina, a FN e os proteoglicanos. Também decompõem a BM à volta dos queratinócitos transformados e do epitélio dos vasos ou dos ductos linfáticos, contribuindo assim para a invasão local do tumor e para a sua metástase (Lee et al., 2011). O membro mais abundante desta família é a MMP1, que tem sido relatada como fortemente associada ao desenvolvimento, invasão e metástase do tumor, bem como à angiogénese e trombose (Chu et al., 2013). Yang et al., (2013) concluíram que a sobreexpressão de MMP1 induz EMT e resulta na aquisição de propriedades semelhantes às das células estaminais cancerígenas em células SCC, com aumento da expressão de marcadores mesenquimais (vimentina e fibronectina), e demonstraram que as alterações morfológicas induzidas por MMP1 aumentavam o nível de Twist. George et al., (2010) verificaram que 100% dos CCEO apresentavam reatividade imunológica citoplasmática para MMP1 nas células epiteliais e do tecido conjuntivo.

Na amostra do nosso estudo, as células tumorais mostraram maioritariamente a sobreexpressão de MMP1 na pontuação 4 (55,56%), enquanto a expressão mais baixa foi observada na pontuação 1 (2,22%). Isso está de acordo com os achados de Zhu et al., (2001), George et al., (2010) e Yang et al., (2013). No entanto, a natureza dos seus papéis em cada local primário da cabeça e do pescoço permanece por resolver devido a diferenças metodológicas entre os estudos em termos de deteção de MMP1 e aos tamanhos de amostra relativamente pequenos utilizados (Lee et al., 2011).

4.2.7.1. Correlação da expressão de MMP1 com os achados clinicopatológicos:

Os resultados do presente estudo mostraram uma correlação estatisticamente significativa na expressão de MMP1 em relação à idade (P-valor=0,012), enquanto o sexo, o local e a apresentação clínica demonstraram uma correlação não significativa. Esse achado está de acordo com o resultado de (Chu et al., 2013), que interpretaram que o tamanho da amostra não era grande o suficiente para avaliar melhor a associação entre a MMP1 e os dados clínicos.

Em relação ao estágio e grau do tumor, o resultado do presente estudo mostrou associação não significativa entre a expressão da MMP1 e o estágio do tumor. Isso também foi observado no estudo de Gomes et al., (2009). Ao contrário, O-Charoenrat et al., (2001) e Chiu et al., (2013) encontraram que a MMP1 aumenta o risco de progressão do CECP para estágios avançados (IIIV). Em relação ao grau, nossa série revelou uma associação significativa com o grau do tumor (P = 0,047), o que é consistente com Nishioka et al., (2000), e George et al., (2010), que descobriram que no CECP a expressão de MMP1 nas células epiteliais e do tecido conjuntivo era elevada à medida que o grau histopatológico diferia de bem para pouco diferenciado, e concluíram que a expressão elevada da proteína MMP1 está associada a um grau histopatológico mais alto de CECP. De acordo com estes dados, Chiu et al. (2008) sugerem que a MMP1 contribui provavelmente para o desenvolvimento do tumor e para a diferenciação celular dos doentes com CCEO em Taiwan. Mas também existem resultados opostos sobre a expressão imunohistoquímica da MMP-1 e o grau do tumor (Shiozawa et al., 2000; Baker et al., 2002; Gomes et al., 2009).

Relativamente ao MOI, o presente resultado demonstrou uma correlação estatisticamente não significativa entre a MMP1 e o MOI. Este facto está de acordo com os resultados de Gomes et al., (2009). É importante salientar que estudos anteriores demonstraram que a MMP1 era essencial para a capacidade invasiva das células, devido à sua atividade de largo espetro de degradação dos componentes da

MEC (Sato et al., 2005; Hotary et al., 2006). Na mesma linha, Kurahara et al., (1999) afirmaram que a colocalização de MMP1 e MMP3 com destruição da MEC na frente invasiva do tecido canceroso sugere um papel direto na invasão do cancro. Da mesma forma, Yang et al., (2013) verificaram que a MMP1 promoveu a invasão das células cancerígenas em OSCC através da indução da EMT e resulta na aquisição de propriedades semelhantes às das células estaminais cancerígenas em SCC através do silenciamento dinâmico de CDH1 (gene que codifica o E-cad) para que a repressão transcricional de Ecad, levando à perda do fenótipo epitelial das células SCC para sofrer EMT.

Níveis elevados de expressão de MMP1 são responsáveis pelo afrouxamento da adesão celular, pela proliferação celular e pela inflamação (Egeblad e Werb, 2002; Nagase e Visse 2006). Além disso, os genes envolvidos na regulação da resposta inflamatória foram recentemente adicionados aos genes candidatos ao cancro do pulmão na literatura, e alguns destes genes focados pertencem à família da MMP1 (Sauter et al., 2008). Inversamente, no presente estudo, foi analisada a expressão imunohistoquímica da MMP1 e os resultados revelaram que não existe uma correlação significativa entre a contagem mitótica e a inflamação com a proteína MMP1.

A expressão de MMP1 foi encontrada em células inflamatórias do estroma adjacentes aos ninhos tumorais, aparentemente em eosinófilos (Chiu et al., 2008). Ono et al., (1997) demonstraram que a expressão de MMP1 foi observada em casos com eosinofilia estromal moderada ou maior, sugerindo que está envolvida num processo de remodelação na reação do hospedeiro à invasão tumoral, para além disso foi também realizado o exame ISH da expressão da interleucina-5 (IL-5), o fator ativador dos eosinófilos, concluindo que no tumor, a sua expressão era consistente com a localização dos eosinófilos, tal como a MMP1. De qualquer forma, na presente série, observou-se correlação não significativa da expressão da MMP1 em relação à contagem de eosinófilos.

No que diz respeito ao DT, Shiozawa et al. (2000) verificaram que a imunorreactividade da MMP1 estava significativamente correlacionada com a graduação da profundidade da invasão tumoral e que o grau de expressão da MMP1 era mais elevado nos casos que apresentavam um padrão de crescimento infiltrativo do que nos casos que apresentavam um padrão expansivo. Van der Stappen et al. (1990) demonstraram que uma atividade colagenolítica elevada contra os colagénios dos tipos I e III no extrato de tecido de carcinoma estava associada a uma invasão mais profunda, sendo essa degradação efectuada principalmente pela MMP1. (2001) encontraram um resultado semelhante na população europeia e concluíram que o alelo 2G estava associado a um tamanho de tumor maior. Os nossos resultados apoiam esta afirmação e indicam que a expressão de MMP1 pelas células tumorais está intimamente envolvida na facilitação do grau de profundidade de invasão no CCEO.

4.2.8. Avaliação da imunohistoquímica do caracol:

O presente estudo revelou um aumento da expressão de Snail1 no CCEO, tendo a expressão máxima de Snail1 sido registada no score 4 (53,33%), enquanto o score 1 apresentou a expressão mínima. Isso está em harmonia com o resultado de (Trimboli et al., 2008; Franci et al., 2009) (2010) verificaram que a expressão de Snail nas células tumorais era um evento pouco frequente na maioria dos casos e mais frequentemente observado em células individuais dispersas ou em pequenos grupos. A razão pela qual a expressão específica de Snail é tão variável no CCEO não é clara (Zhou et al., 2004). Para além da sua expressão variável, a distribuição subcelular do Snail também varia. Teoricamente, o Snail deveria ser visto no núcleo das células como um fator de transcrição funcional, mas foi descrito tanto no citoplasma como no núcleo (Hoshino et al., 2009). Além disso, num estudo realizado por Tanishima et al. (2012), que revelou uma elevada percentagem de coloração positiva para Snail em células estromais e células de carcinoma, especulou-se que as células estromais com coloração positiva para Snail são derivadas de células de carcinoma nas quais ocorreu EMT. Uma possível explicação para esta discrepância e confusão sobre a prevalência da expressão de Snail1 em cancros humanos pode ser derivada da utilização de diferentes anticorpos e métodos de pontuação de IHC que conduzem a diferenças óbvias, particularmente no que diz respeito ao compartimento subcelular considerado positivo para a coloração de Snail1.

4.2.8.1. Correlação da expressão de Snaill com os achados clinicopatológicos:

Tanto quanto é do nosso conhecimento, este estudo é o primeiro do seu género relativamente à associação do Snaill e do Twist2 com o CCEO na população iraquiana. Os resultados da presente série mostraram uma correlação estatisticamente significativa da expressão de Snaill em relação à idade (P-valor=0,010), enquanto o género, a localização e a apresentação clínica demonstraram uma correlação não significativa. Este facto está de acordo com estudos anteriores (Takeno et al., 2004; Pena et al., 2009).

No que diz respeito ao estádio do tumor, o presente estudo mostrou uma associação estatisticamente não significativa entre Snaill e o estádio do tumor; no entanto, Kosaka et al. (2010) demonstraram que a expressão de Snail está associada a um estádio e grau do tumor mais elevados. No que respeita à expressão de Snail e à diferenciação histológica, a expressão aumentada de Snail foi dramaticamente associada ao grau do tumor (P-value=0,004) neste estudo. Estes resultados estão em consonância com os de vários estudos que indicaram que a expressão de Snail estava fortemente correlacionada com uma fraca diferenciação nos CCEO (Blanco et al., 2002; Yang et al., 2008; Zhao et al., 2012). Isso se deve à sua capacidade de reprimir diretamente a transcrição de genes cujos produtos estão envolvidos no CCA (Batlle et al., 2000; Blanco et al., 2002). No entanto, os nossos resultados diferem dos de Franz et al. (2009), que referiram que a expressão de Snail não apresenta correlação com a diferenciação em CCEO.

Relativamente aos parâmetros histopatológicos, o presente estudo mostrou uma correlação estatisticamente significativa entre Snaill e MOI (P-valor=0,029) e TD (P=0,031), o que está de acordo com Yokoyama et al. (2003), que sugerem que a EMT contribui para o aumento da invasão não só através da inibição da CCA, mas também da regulação positiva da expressão de MMP em células SCC. Além disso, num estudo realizado em cancros colorrectais, Yusra e Yokozaki (2012), referiram que o microambiente tumoral, especialmente na frente invasiva, é importante para a formação de brotos tumorais, a existência de brotos tumorais está correlacionada com uma elevada incidência de invasão local e metástases distantes, e verificaram que os brotos tumorais estão associados a níveis aumentados de expressão de Snail1, bem como a uma elevada incidência de metástases nos gânglios linfáticos. No que diz respeito ao DT, Hayry et al. (2010) verificaram que a expressão de Snail estava correlacionada com a profundidade de invasão dos tumores, sugerindo um papel na invasividade primária do CCEO. Da mesma forma, Nieto (2002) e Natsugoe et al. (2007) verificaram que a expressão positiva de Snail estava associada à histologia, profundidade do tumor, metástases nodais à distância e estádio. Uma vez que a expressão de Snail está relacionada com a DT no cancro, é possível que Snail possa reprimir a expressão de E-caderina durante o desenvolvimento e a progressão do tumor através da interação com as caixas E proximais dos promotores de E-caderina (Martin et al., 2005).

O presente estudo revelou uma correlação não significativa da expressão de Snail1 com a contagem mitótica, a contagem de eosinófilos e a inflamação. Este achado foi consistente com Thiery (2003), que concluiu que o Snail pode ser considerado um gene mestre na EMT e conduziu a propriedades invasivas mas a baixas taxas de proliferação nas células do CEC. Estes resultados são apoiados por Peinado et al. (2007), que demonstraram que as células epiteliais com expressão de Snail que sofreram EMT têm um baixo potencial de proliferação. Relativamente à inflamação, St. John et al. (2009) verificaram que os mediadores pró-inflamatórios são regulados positivamente nos tumores com sobre-expressão de Snail, incluindo a IL-8. A IL-8 desempenha um papel importante na estimulação da angiogénese, proliferação e quimiotaxia de granulócitos e macrófagos, que são constituintes proeminentes no estroma dos HNSCCs. Além disso, Lyons et al. (2008) concluíram que o Snail pode regular positivamente as citocinas pró-inflamatórias nos queratinócitos orais.

4.2.9. Avaliação da imunohistoquímica do Twist2:

A transição epitelial-mesenquimal desempenha um papel fundamental na agressividade do carcinoma. A EMT é acompanhada por uma reprogramação da maquinaria transcricional que resulta na ativação de novo de marcadores mesenquimais, como a N-Caderina e a Vimentina, e na perda de moléculas de adesão intercelular epitelial, como a E-cad (Thiery, 2003). A EMT é potencialmente destrutiva se for desregulada, e está a tornar-se cada vez mais claro que a utilização inadequada dos mecanismos da EMT é um componente integral da progressão maligna de vários tumores epiteliais (Christiansen e Rajasekaran, 2006). Duas classes de factores de transcrição, incluindo as proteínas TWIST TWIST1 e TWIST2, desempenham um papel fundamental na indução da EMT. Foi relatado que a neoactivação destes genes, que são essencialmente silenciosos em tecidos epiteliais normais, está correlacionada com a EMT em vários tipos de cancro, incluindo o CECP, a mama, o cólon, o estômago, a tiroide e os carcinomas hepatocelulares (Martin et al., 2005; Eckert e Yang, 2011; Gasparotto et al., 2011). O Twist2 foi regulado positivamente em tecidos primários de carcinoma da mama humano em comparação com os tecidos mamários normais correspondentes. O Twist2 foi expresso maioritariamente no citoplasma, conforme demonstrado por IHC (Mao et al., 2012). (2014) encontraram uma sobreexpressão de Twist e uma regulação negativa de E-cad nas fases iniciais da carcinogénese oral, sugerindo um possível valor de Twist e E-cad na previsão do risco de transformação maligna do epitélio oral. TWIST1, TWIST2, SNAI1 e SNAI2 foram significativamente superexpressos em CECP, com TWIST2, SNAI1 e SNAI2 sendo mais acentuadamente aumentados em tumores em comparação com a mucosa normal (Gasparotto et al., 2011). Na mesma linha, nosso resultado demonstrou a superexpressão de Twist2 no CECP, no qual 30 dos 45 casos (66,67%) apresentaram expressão de escore 3, sugerindo que Twist2 desempenha um papel crucial na EMT e na progressão do CECP.

4.2.9.1. Correlação da expressão de Twist2 com os achados clinicopatológicos:

Os resultados da presente série mostraram uma relação estatisticamente significativa da expressão de Twist2 em relação ao local (P-value=0,010), enquanto a idade, o género e a apresentação clínica demonstraram uma correlação não significativa. No entanto, de acordo com estudos anteriores, a relação entre Twist2 e o local permanece mal compreendida.

No que diz respeito ao estádio e ao grau do tumor, o presente estudo mostrou uma associação estatisticamente não significativa entre o Twist2 e o estádio e o grau do tumor; no entanto, Mao et al. (2013) sugerem que a regulação positiva do Twist2 está correlacionada com o estádio em cancros do ovário humanos. Embora não haja correlação entre a expressão de Twist2 e o tipo histológico do tumor, Twist2 é um potencial indicador de alto grau de malignidade e mau prognóstico no cancro clínico do ovário. Por outro lado, Gasparotto et al. (2011) demonstraram que o Twist2 está correlacionado com um grau tumoral elevado e uma sobrevivência curta em doentes com cancro da cavidade oral/faringe.

Relativamente ao MOI, o nosso resultado demonstrou uma correlação estatisticamente não significativa entre Twist2 e MOI. (2012) concluíram que o Twist2 citoplasmático em células cancerígenas no centro tumoral de carcinomas primários e metástases linfáticas contribui para a manutenção das caraterísticas epiteliais do cancro que expressam E-cad num estado não invasivo, enquanto o Twist2 nuclear na IF do cancro ativa a EMT para privar as células neoplásicas da propriedade epitelial, facilitando assim a invasão e a metástase. Estes resultados sugerem que a expressão heterogénea de Twist2 nos tumores pode ter uma ligação funcional à progressão do tumor.

Além disso, o presente estudo revelou correlação não significativa na expressão de Twist2 com contagem mitótica, contagem de eosinófilos, TD e inflamação. No entanto, Gasparotto et al. (2011) descobriram que Twist2 é superexpresso em tumores de alto grau que são caracterizados por índice mitótico elevado, pleomorfismos nucleares e mitoses atípicas. Além disso, foi demonstrado que Twist2 modula negativamente a produção de citocinas pró-inflamatórias mediada por NF-kB e, por conseguinte, afecta a resposta imunitária (Sharabi et al., 2008).

É de salientar que existe provavelmente uma subestimação global do papel do Twist2 no cancro. Isto deve-se, em parte, ao facto de só muito recentemente terem sido disponibilizados anticorpos específicos para o Twist2 e, em parte, ao número limitado de matrizes transcricionais que incluem sondas específicas para o Twist2. De facto, o gene Twist2 só recentemente foi devidamente anotado e as sondas específicas para Twist2 só foram incluídas em matrizes comercialmente disponíveis a partir de 2004 (Gasparotto et al., 2011).

4.3. Correlação entre os biomarcadores de EMT estudados:

Gradl et al., (1999) referiram que a β-cat, que foi inicialmente caracterizada como um componente do complexo de adesão das caderinas, controla a expressão da molécula de adesão célula-substrato fibronectina. Esta regulação ocorre ao nível da transcrição de genes e requer a presença de factores de transcrição da família LEF-TCF. E concluíram que: (i) a transfecção de fibroblastos com caderina regula negativamente a expressão de fibronectina ao nível da proteína e do mRNA e diminui a atividade do promotor da fibronectina, (ii) a atividade do promotor e a expressão de fibronectina são restauradas após a regulação positiva da β-cat nuclear por estimulação da via de sinalização Wnt/Wg, (iii) a atividade do promotor da fibronectina depende da presença de um local de ligação LEF-TCF funcional e (iv) o promotor da fibronectina pode ser ativado em células epiteliais pela expressão exógena de LEF-1. Sugerindo que a regulação desta proteína da matriz extracelular pela sinalização Wnt/Wg é um fenómeno geral. Na mesma linha, nosso resultado demonstrou uma correlação estatisticamente significativa entre β-cat e FN (P=0,023).

Em relação à correlação entre β-cat e Snail, o presente estudo mostrou uma correlação estatisticamente significativa (P=0,002). Durante a embriogénese, a regulação negativa de E-cad parece estar temporariamente ligada à sinalização do fator de crescimento dos fibroblastos, à expressão de Snail e à ativação da cascata de sinalização Wnt canónica (Peinado et al., 2003). Estudos sugerem que β-cat, após a sua associação com os membros da família do fator de transcrição TCF, LEF-1, pode atuar de forma cooperativa com Snail para suprimir a transcrição de Ecad através de interações LEF-l/ β-cat com sequências a montante do promotor de E-cad (Jamora et al., 2003). Yook et al., (2005) concluíram a possibilidade de um esquema mais complexo e interdigitado em que a exposição de células normais ou neoplásicas a uma combinação de factores de crescimento indutores de Snail e Wnts estabilizaria os níveis intracelulares das proteínas Snail e β-cat através de mecanismos ainda não definidos que servem para proteger estas moléculas reguladoras da fosforilação dependente de GSK3p. Por sua vez, o Snail, actuando como repressor transcricional da E-cad, facilita potencialmente a transferência intracelular da β-cat ligada à E-cad para um pool de "sinalização" estabilizado pela Wnt (Batlle et al., 2000). De acordo com isto, o Snail pode ainda sinergizar com o eixo Wnt/ β-cat induzindo a expressão de LEF-1 quer diretamente quer suprimindo a expressão da proteína morfogenética óssea (Yook et al., 2005).

A fibronectina é um substrato para muitas proteases, incluindo as metaloproteinases da matriz (MMPs) (Kenny et al., 2008). As MMPs são também conhecidas por serem reguladoras cruciais da remodelação da MEC (Filippov et al., 2005). Existem pelo menos dois mecanismos para a degradação e remoção de proteínas da MEC: proteólise extracelular (Filippov et al., 2005) e endocitose seguida de degradação intracelular (Sottile e Chandler, 2005). A endocitose é um mecanismo importante que regula a renovação da fibronectina da MEC (Sottile e Chandler, 2005). Shi e Sottile (2011) relataram que a clivagem extracelular de FN pela MMP1 é necessária para a endocitose eficiente da fibronectina da MEC, e descobriram que as células sem MMP1 apresentam uma redução de 75% na endocitose de FN. Isto sugere que a MMP1 é a principal protease nos miofibroblastos que contribui para a renovação da fibronectina da MEC. O resultado do presente estudo é o mesmo, em que se registou uma correlação altamente significativa entre a FN e a MMP1 (P=0,001).

Relativamente à correlação da FN com o Snail, o presente resultado revelou uma relação estatisticamente muito significativa (P=0,001). Olmeda et al (2007) concluíram que os factores Snail não só regulam a expressão de E-cad, como também modificam o fenótipo epitelial e mesenquimal. Por exemplo, foi demonstrado que o Snail reprime a expressão da claudina-3,-4 e -7, que são os principais componentes das junções estreitas. As proteínas Snail também activam as proteínas mesenquimatosas, como a FN e a N-caderina. Para além disso, o aumento da expressão dos marcadores mesenquimais FN e a-SMA foi consistente com a regulação positiva do Snail. O Snail exerce um papel crucial no processo de ativação dos fibroblastos e de transdiferenciação dos miofibroblastos (Franz et al., 2009).

A expressão de TWIST nas células cancerosas provocou a inibição da expressão de

Ecad, a-cat, β-cat e y-catenina e promoveu a expressão de marcadores fibroblásticos como FN, actina do músculo liso, vimentina e N-caderinas (Yang J et al., 2004). Isto está de acordo com os nossos resultados, onde foi registada uma relação estatisticamente significativa entre FN e Twist2 com um valor de P (= 0,031).

No que respeita à MMP1, o presente estudo revelou uma correlação estatisticamente muito significativa com o Snail (P=0,001). (2010), concluíram que, como potente mediador da EMT, o Snail controla a atividade proteolítica das MMPs que contribuem para as alterações fenotípicas associadas à EMT e à invasão. De facto, foi demonstrado que o Snail induz as MMP1, MMP2, MMP7 e MT1-MMP em linhas de carcinoma hepático e de células escamosas, além de que o Snail desempenha um papel essencial na regulação positiva da atividade proteolítica das MMPs durante a invasão e a metástase. No entanto, o mecanismo de regulação positiva das MMPs pelo Snail pode ser mais complicado do que pensamos e requer uma investigação mais aprofundada.

Finalmente, a partir dos resultados do presente estudo, é óbvio que a profundidade do tumor superior a 7 mm é suspeita de metástases. Relativamente à Snaill e à MMP1, a forte correlação positiva entre si, para além da profundidade do tumor, especula o seu importante papel nas fases iniciais da tumorigénese e o grau de profundidade de invasão no carcinoma espinocelular oral. Além disso, uma vez que a contagem de eosinófilos demonstrou resultados controversos entre diferentes estudos, é necessário realizar mais estudos de acompanhamento para verificar o seu papel como fator de prognóstico favorável ou desfavorável.

CAPÍTULO CINCO: CONCLUSÕES E SUGESTÕES

5.1. CONCLUSÕES:

1- A profundidade do tumor revelou uma associação estatisticamente significativa com o envolvimento dos gânglios linfáticos e uma relação altamente significativa com o estádio do tumor.

2- O β-cat revelou uma correlação estatisticamente significativa com o MOI, a contagem mitótica e a eosinofilia.

3- A expressão citoplasmática e (ou) nuclear da β-cat foi observada principalmente nos tumores moderadamente e pouco diferenciados.

4- As células tumorais demonstraram uma relação inversa entre a expressão de FN e o grau de OSCC e ECM, especulando que a FN está envolvida nas fases iniciais da tumorigénese.

5- A expressão de MMP1 pelas células tumorais está intimamente envolvida na facilitação do grau de profundidade de invasão no OSCC.

6- A expressão de Snaill correlacionou-se significativamente com o MOI e a profundidade de invasão do tumor, sugerindo um papel na invasividade primária do OSCC

7- O Twist2 demonstrou uma correlação estatisticamente não significativa com MOI, contagem mitótica, eosinofilia, TD e inflamação.

8- Como potente mediador da EMT, Snaill controla a atividade proteolítica da MMP1 que contribui para as alterações fenotípicas associadas à EMT e à profundidade do tumor

5.2. SUGESTÕES:

1--É necessário efetuar estudos de seguimento para esclarecer a relação da profundidade do tumor com o envolvimento dos gânglios linfáticos e o prognóstico do tumor.

2-- Estudos mais pormenorizados relacionados com os requisitos moleculares das vias de sinalização Snail, Twist, ZEB1, TGF-P e Wnt e o seu papel na EMT contribuirão para uma melhor compreensão da progressão tumoral.

3--O tamanho da amostra neste estudo foi relativamente pequeno; por conseguinte, as conclusões podem ainda estar dependentes de confirmação num estudo maior.

4-- Embora as MMPs em tumores malignos tenham sido extensivamente estudadas, o seu papel específico na progressão do tumor pode ser mais complexo do que se supõe. São necessárias mais investigações para estabelecer em pormenor o seu papel exato.

5- São necessárias mais investigações para estabelecer o mecanismo de regulação positiva das MMPs pelo Snail.

REFERÊNCIAS

- Abid AM. Expressão imunohistoquímica da ciclina D1 e NFKB p65 no líquen plano oral e no carcinoma de células escamosas oral (estudo comparativo). Uma tese de mestrado em Patologia Oral, Departamento de Diagnóstico Oral, Universidade de Bagdade, 2013.

- Akhter M , Hossain S, Rahman QB, Molla MR. Um estudo sobre a classificação histológica do carcinoma espinocelular oral e a sua correlação com as metástases regionais. *J Oral Maxillofac Pathol*. 2011 May-Aug; 15(2): 168-176.

- Al-janabi AS. Expressão imunohistoquímica das moléculas de adesão E-caderina e CD44 no carcinoma de células escamosas oral. Uma tese de mestrado em Patologia Oral, Departamento de Diagnóstico Oral, Universidade de Bagdade, 2013.

- Alkhabuli JO. Significado da neo-angiogénese e das células de imunovigilância no carcinoma de células escamosas da língua. *Libyan J Med*. 2007; 2: 30-39.

- Al-qazaz HH. Expressão imunohistoquímica do Fator de Crescimento Transformador-beta (TGF-β) em relação ao potencial de invasão avaliado pela Matriz Metaloproteinase-2 (MMP-2) no Carcinoma de Células Escamosas Oral. Uma tese de mestrado em Patologia Oral, Departamento de Diagnóstico Oral, Universidade de Bagdade, 2012.

- Al-Rawi NH, Al-Talabani NG. Carcinoma de células escamosas da cavidade oral: uma análise de séries de casos de apresentação clínica e classificação histológica de 1425 casos do Iraque. *Clin Oral Invest*. 2007; 12:15-18.

- Alrawi SJ, Tan D, Stoler DL, Dayton M, Anderson GR, Mojica P, Douglas W, Hicks W Jr, Rigual N, Loree T. Tissue eosinophilic infiltration: a useful marker for assessing stromal invasion, survival and locoregional recurrence in head and neck squamous neoplasia. *Cancer Journal*. 2005;11(3):217-225.

- Altemani AM, Guimaraes P, Metze K, Queiroz LS. Análise quantitativa dos modos de invasão e metástases linfonodais no carcinoma espinocelular oral. *Neoplasma*. 1999;46(5):323-8.

• Andisheh-Tadbir A, Mehrabani D, Heydari ST. Diferenças sociodemográficas e etiológicas do carcinoma espinocelular da cabeça e do pescoço em doentes jovens e idosos no Sul do Irão. *J Craniofac Surg.* 2010; 21:126-128.

• Andrews NA, Jones AS, Helliwell TR, Kinsella AR. Expression of the E-cadherin-catenin cell adhesion complex in primary squamous cell carcinomas of the head and neck and their nodal metastasis. *Br J Cancer.* 1997;75(10):1474-80 .

• Ankle MR, Kale AD, Charantimath S, Charantimath S. Comparação da coloração de figuras mitóticas por hematoxilina e eosina e cristal violeta, em displasia epitelial oral e carcinoma de células escamosas. *Indian J Dent Res.* 2007; 18:101-5.

• Annearoth G, Hansen LS. Um estudo metodológico da classificação histológica e da graduação de malignidade no carcinoma espinocelular oral. *Scand J Dent Res* .1984; 92:448-68.

• Anneroth G, Batsakis J, Luna M. Revisão da literatura e um sistema recomendado de classificação de malignidade em carcinomas orais de células escamosas. *Scand J Dent Res.* 1987; 95: 229-249.

• Ansieau S, Bastid J, Doreau A, Morel AP, Bouchet BP, Thomas C, Fauvet F, Puisieux I, Doglioni C, Piccinin S, Maestro R, Voeltzel T,Selmi A, Valsesia-Wittmann S, Caron de Fromentel C, Puisieux A. Indução de EMT por proteínas de torção como um efeito colateral da inativação promotora de tumores da senescência prematura. *Cancer Cell.* 2008;14(1):79-89.

• Antoniades DZ, Styanidis K, Papanayotou P, Trigonidis G. Carcinoma de células escamosas dos lábios numa população do norte da Grécia. Avaliação dos factores de prognóstico na taxa de sobrevivência a 5 anos - I. Oral Oncol, *Eur J Cancer* 1995;31B:333-339

• Anwar ARF, Moqbel R, Walsh GM, Kay AB, Wardlaw AJ. Adhesion to Fibronectin Prolongs Eosinophil Survival. *J. Exp. Med.* 1993 ; 177: 839-843

• Arduino PG, CarrozzoM, Chiecchio A, Broccoletti R, Tirone F, Borra E, Bertolusso G, Giandolfo S. Factores prognósticos independentes clínicos e histopatológicos no carcinoma espinocelular oral: um estudo retrospetivo de 334 casos, *J Oral Maxillofac Surg.* 2008; 66(8): 1570-9.

• Baker E, Stephenson T, Reed M, Brown N: Expression of proteinases and inhibitors in human breast cancer progression and survival (Expressão de proteinases e inibidores na progressão e sobrevivência do cancro da mama humano). *J Clin Pathol: Mol Pathol.* 2002, 55:300-304

• Balkwill F, Mantovani A. Inflamação e cancro: de volta a Virchow? *Lancet.* 2001; 17: 539-545[PubMed].

• Balkwill F: Tumour necrosis fator and cancer (Fator de necrose tumoral e cancro). *Nat Rev Cancer.* 2009; 9:361-71 .

• Bànkfalvi A, Piffkò J. Factores prognósticos e preditivos no cancro oral: o papel da frente invasiva do tumor. *J Oral Pathol Med.* 2000; 29(7):291-8.

• Barnes L, Eveson JW, Reichart P, Sidransky D. Pathology and Genetics of Head and Neck Tumours (Patologia e genética dos tumores da cabeça e do pescoço). Classificação de Tumores da Organização Mundial de Saúde. IARC Press, Lyon. 2005

• Barnes RM, Firulli AB. A twist of insight - o papel dos factores bHLH da família Twist no desenvolvimento. *Int J Dev Biol.* 2009; 53: 909-924.

• Batlle E, Sancho E, Franci C, Dominguez D, Monfar M, Baulida J, Garcia De Herreros A. O fator de transcrição snail é um repressor da expressão do gene da caderina E em células tumorais epiteliais. *Nat Cell Biol.* 2000;2(2):84-9.

• Bedi GC, Westra WH, Gabrielson E, Koch W, Sidransky D. Multiple head and neck tumors: evidence for a common clonal origin. *Cancer* Res. 1996; 56: 2484-7.

• Berman JJ. "Classificação de tumores: a análise molecular encontra Aristóteles". *BMC Cancer.* 2004 (março); 4: 10.

• Bhargava A, Saigal S, Chalishazar M. Histopathological Grading Systems In Oral Squamous Cell Carcinoma: A Review. *J Int Oral Health.* 2010; 2(4):1-10

• Bienz M. "β-Catenin: a pivot between cell adhesion and Wnt signalling". *Curr Biol.* 2005 janeiro; 15 (2): 64-7.

- Bierie B, Moses HL. Microambiente tumoral: TGFbeta: o Jekyll e Hyde molecular do cancro. *Nat Rev Cancer*. 2006; 6:506-520 .

- Bier-Laning CM, Durazo-Arvizu R, Muzaffar K, Petruzzelli GJ. Espessura do tumor primário como fator de risco para matastases cervicais contralaterais no carcinoma espinocelular da língua oral T1/T2. *Laryngoscope*. 2009; 119(5):883-8.

- Blanco MJ, Moreno-Bueno G, Sarrio D, Locascio A, Cano A, Palacios J, Nieto MA. Correlação da expressão de Snail com o grau histológico e o estado dos gânglios linfáticos nos carcinomas da mama. *Oncogene*. 2002; 21(20):3241- 6.

- Boyle P, MacFarlane J, Maisonneuve P. Epidemiologia do cancro da boca em 1989: A review. *J R Soc Med*.1990; 83:724-730.

- Braakhuis BJ, Leemans CR, Brakenhoff RH. Um modelo de progressão genética do cancro oral: evidências actuais e implicações clínicas. *J Oral Pathol Med*. 2004; 33: 317-22.

- Braakhuis BJ, Tabor MP, Kummer JA, Leemans R, Brakenhoff RH. A genetic explanation of Slaughter's concept of field cancerization: evidence and clinical implications. *Cancer Res*. 2003; 63:1727-30.

- Brandwein-Gensler M, Teixeira MS, Lewis CM, Lee B, Rolnitzky L, Hille JJ, Genden E, Urken ML, Wang BY: Oral squamous cell carcinoma: histologic risk assessment, but not margin status, is strongly predictive of local disease-free and overall survival. *Am J Surg Pathol*. 2005 Feb; 29(2):167-78.

- Braunfeld A , Mirsky GR. Beta-Catenin: Estrutura, Função e Significado Clínico (Bioquímica de Proteínas, Síntese, Estrutura e Celular). Nova Science Publishers Inc, 1ª edição, 1º capítulo, 2013, 232.

- Brembeck FH, Rosàrio M, Birchmeier W. "Balancing cell adhesion and Wnt signalin], the key role of β-catenin". *Curr Opin Genet Dev*. 2006 fevereiro; 16 (1): 51-9.

- Breslow A. Factores de prognóstico no tratamento do melanoma cutâneo. *J Cutan Pathol*. 1979; 6:208 - 212.

- Brinckerhoff CE, Ruby PL, Austin SD, Fini ME, White HD. "Clonagem molecular da colagenase de células sinoviais humanas e seleção de um único gene a partir do ADN genómico". *J Clin Invest.* 1987; 79 (2): 542-6.

- Brinckerhoff CE, Rutter JL, Benbow U. Interstitial collagenases as markers of tumor progression. *Clin Cancer Res.* 2000; 6: 4823-30 .

- Bryne M, Koppang HS, Lilleng R, Kjaerheim A. A classificação da malignidade das margens invasivas profundas dos carcinomas orais de células escamosas tem um elevado valor prognóstico. *JPathol.* 1992; 166:375-381.

- Bryne M, Koppang HS, Lilleng R, Stene T, Bang G, Dabelsteen E. A nova classificação de malignidade é um melhor indicador de prognóstico do que a classificação de Broders no carcinoma oral de células escamosas. *J Oral Pathol Med.* 1989; 18: 432-437.

- Bryne M. Prognostic value of various molecular and cellular features in oral squamous cell carcinomas: a review. *J Oral Pathol Med.* 1991; 20: 413-420.

- Califano J, van der Riet P, Westra W, Nawroz H, Clayman C, Piantadosi S, Corio R, Lee D, Greenberg B, Koch W, Sidransky D. Genetic progression model for head and neck cancer: implications for field cancerization. *Cancer Res.* 1996; 56: 2488-92.

- Campisi G, Calvino F, Carinci F, Matranga D, Carella M, Mazzotta M, Rubini C, Panzarella V, Santarelli A, Fedele S, Lo Muzio L. Infiltração de células inflamatórias peri-tumorais no CCEO: um marcador fiável de recorrência local e prognóstico? Uma investigação usando redes neurais artificiais.2011; 24 (2): 113 - 120.

- Casas E, Kim J, Bendesky A, Ohno-Machado L, Wolfe CJ, Yang J. Snail2 é um mediador essencial da transição epitelial mesenquimal induzida por Twist1 e metástase. *Cancer Res.* 2011; 71: 245-254.

- Chang YC, Nieh S, Chen SF, Jao SW, Lin YL, Fu E. Invasive pattern grading score designed as an independent prognostic indicator in oral squamous cell carcinoma. *Histopathology.* 2010; 57(2):295-303.

• Cheng CW, Wu PE, Yu JC, Huang CS, Yue CT, Wu CW, Shen CY. Mecanismos de inativação da E-caderina no carcinoma da mama: modificação da hipótese de dois golpes do gene supressor de tumor. *Oncogene*.2001; 20(29): 3814-23

• Cheng GZ, Zhang W, Wang LH. Regulação da sobrevivência, migração e invasão das células cancerígenas por Twist: AKT2 entra em interação. *Cancer Res.* 2008; 68: 957-960.

• Chiu CT, Lee SY, Wang DJ, Liu YC, Chang WF, Yen CY, Lee CH, Liu SY. Expressão da metaloproteinase-1 da matriz em cancros orais associados ao betel quid. *J Dent Sci.* 2013; 3(2):75-82

• Choi S, Myers JN. Patogénese molecular do carcinoma oral de células escamosas: implicações para a terapia. J Dent Res. 2008; 87: 14-32.

• Christiansen JJ, Rajasekaran AK. Reassessing epithelial to mesenchymal transition as a prerequisite for carcinoma invasion and metastasis. *Cancer Res.* 2006; 66:8319-8326. [PubMed]

• Chu WM, Ma L, Zhu J, Wu YN, Wang ZL. Association between matrix metalloproteinase-1 promoter polymorphism and risks of head and neck cancer: a meta-analysis. *Head Neck Oncol.* 2013; 5(4):41.

• Coussens LM, Raymond WW, Bergers G, Laig-Webster M, Behrendtsen O, Werb Z, Caughey GH, Hanahan D. Inflammatory mast cells up-regulate angiogenesis during squamous epithelial carcinogenesis. Genes Dev. 1999; 13:1382-1397.

• Cox B, Taylor K, Treasure E. Trends in oral cancer by subsite in New Zealand (Tendências do cancro oral por sub-sítio na Nova Zelândia). Oral Oncol, *Eur J Cancer.* 1995; 31B: 113-117.

• Crissman JD, Liu WY, Gluckman JL, Cummings G. Prognostic value of histopathologic parameters in squamous cell carcinoma of the oropharynx (Valor prognóstico dos parâmetros histopatológicos no carcinoma de células escamosas da orofaringe). *Cancer.* 1984; 54(12): 2995-3001.

• Culhaci N, Metin K, Copcu E, Dikicioglu E. Elevated expression of MMP-13 and TIMP-1 in head and neck squamous cell carcinomas may reflect increased tumor invasiveness. *BMC Cancer*. 2004; 4: 42-49. [PubMed]

• Daa T, Kashima K, Kaku N, Suzuki M, Yokoyama S. Mutações nos componentes da via de sinalização Wnt no carcinoma adenoide cístico. *Mod Pathol*. 2004; 17: 1475-1482.

• de Freitas Silva BS, Yamamoto-Silva FP, Pontes HA, Pinto Junior DD.E-cadherin downregulation and Twist overexpression since early stages of oral carcinogenesis. *J Oral Pathol Med*. 2014; 23(2):125-31.

• Debta P, Debta FM, Chaudhary M, Wadhwan V. Avaliação do significado prognóstico da infiltração de células imunológicas (eosinófilos e mastócitos) no carcinoma oral de células escamosas. *J Cancer Sci Ther*. 2011; 3: 201-204.

• Delvarian Z, Pakfetrat A, Mohtaham N, Shirazian SH. Carcinoma oral de células escamosas com uma manifestação clínica habitual: relato de um caso. *Cases J*. 2009; 2:6608.

• Derynck R, Zhang YE: Smad-dependent and Smad-independent pathways in TGF-beta family signalling (Vias dependentes e independentes de Smad na sinalização da família TGF-beta). *Nature*. 2003; 425:577-84.

• Doshi Neena P, Shah Siddharth A, Patel Keyuri B, Jhabuawala Munira F. Histologic grading of oral cancer. A comparison of different systems and their relation to lymph node metastasis. *Natl J Commun Med*. 2011;27:29-32

• Duband JL, Thiery JP. Aparecimento e distribuição da fibronectina durante a gastrulação e neurulação do embrião de pinto. *Dev Biol*. 1982; 94:337-350.

• Eckert MA, Yang J. Targeting invadopodia to block breast cancer metastasis. *Oncotarget*. 2011; 2:562-568. [PMCfree article][PubMed]

• Egeblad M, Werb Z. New functions for the matrix metalloproteinases in cancer progression. *Nat Rev Cancer*. 2002;2:161-74

• Eger A, Stockinger A, Schaffhauser B, Beug H, Foisner R. Epithelial mesenchymal transition by c-Fos estrogen recetor activation involves nuclear translocation of beta-catenin and upregulation of beta- catenin/lymphoid enhancer binding fator-1 transcriptional activity. *J Cell Biol.* 2000; 148:173-188.

• Ekramuddaula FM, Siddique BH, Islam MR, Kabir MS, Alam MS. Avaliação dos factores de risco do cancro oral. *Mymensingh Med J.* 2011; 20(3):412- 8.

• Elloul S, Elstrand MB, Nesland JM, Trope CG, Kvalheim G, Goldberg I, Reich R, Davidson B.Snail, Slug, and Smad-interacting protein 1 as novel parameters of disease aggressiveness in metastatic ovarian and breast carcinoma. *Cancer.* 2005; 103(8): 1631-43.

• El-Mofty S. Deteção precoce do cancro oral. *Egito J Oral Maxillofac Surg.* 2010; 1:25-31.

• Estrela-Lima A, Araujo MS, Costa-Neto JM, Teixeira-Carvalho A, Barrouni-Melo SM, Cardoso SV. Caraterísticas imunofenotípicas dos linfócitos infiltrantes tumorais de carcinomas mamários em cadelas associadas a factores de prognóstico e taxa de sobrevivência. *BMC Cancer.* 2010; 10: 256 - 268.

• Faiza A, Muhammad A, Muhammad A, Tariq S, Bushra A, Wajiha A. Relação da espessura do tumor com metástases nos gânglios linfáticos no carcinoma oral de células escamosas. *Pakistan Arm Forces Med J.*2012; 4:223-231.

• Falconieri G, Luna MA, Pizzolitto S, DeMaglio G, Angione V, Rocco M. Carcinoma escamoso da cavidade oral rico em eosinófilos: estudo de 13 casos e delineamento de uma possível nova entidade microscópica. *Anais de Patologia Diagnóstica.* 2008; 12(5):322-327 .

• Ferlay J, Autier P, Boniol M, Heanue M, Colombet M, Boyle P. Estimates of the cancer incidence and mortality in europe in 2006 (Estimativas da incidência e mortalidade por cancro na Europa em 2006). *Ann Oncol.* 2007; 18:581-592. [PubMed]

• Filippov S, Koenig GC, Chun TH, Hotary KB, Ota I,Bugge TH, Roberts JD, Fay WP, Birkedal-Hansen H,Holmbeck K. MTl-matrix metalloproteinase direciona a invasão da parede arterial e a formação de neoíntima por células musculares lisas vasculares. *J. Exp. Med.* 2005; 202, 663-671.

• Fracalossi AC, Silva MS, Oshima CT, Riberio DA. Via de sinalização Wnt/ B-catenina após carcinogênese de língua de rato induzida por 4- nitroquinolina 1-óxido. *Exp Mol Pathol.* 2010; 88(1): 176-183.

• Franchi A, Santucci M, Masini E. Expression of matrix metalloproteinase 1, matrix metalloproteinase 2, and matrix metalloproteinase 9 in carcinoma of the head and neck. *Cancer.* 2002; 95: 1902-1910.

• Franci C, Gallen M, Alameda F, Baro T, Iglesias M, Virtanen I, Garcia de Herreros A. Snail1 protein in the stroma as a new putative prognosis marker for colon tumours. *PLoS One.* 2009; 4(5):e5595. [Artigo PMC gratuito] [PubMed]

• Franci C, Takkunen M, Dave N, Alameda F, Gomez S, Rodriguez R, Escriva M, Montserrat-Sentis B, Baro T, Garrido M, Bonilla F, Virtanen I, Garcia de Herreros A. Expression of Snail protein in tumor-stroma interface. *Oncogene.* 2006; 25(37):5134-44.

• Francois C, Decaestecker C, Petein M, Van ham P, Peltier A, Pastees JL, Danguy A, Salmon I, van Velthoven R, Kiss R. Classification strategies for the grading of renal cell carcinomas, based on nuclear morphometry and densitometry. *J Pathol.* 1997; 83:141-50.

• Franz M, Spiegel K, carcinoma Umbreit C, Richter P, Codina-Canet C, Berndt A, Altendorf-Hofmann A, Koscielny S, Hyckel P, Kosmehl H,Virtanen I, Berndt A. Expression of Snail is associated with myofibroblast phenotype development in oral squamous cell carcinoma. *Histochem Cell Biol.* 2009; 131: 651-660.

• Fujii M, Yamashita T, Ishiguro R, Tashiro M, Kameyama K. Significância do recetor do fator de crescimento epidérmico e da eosinofilia tecidular associada ao tumor no prognóstico de doentes com carcinoma da nasofaringe. *Auris Nasus Larynx.* 2002; 29: 175-181. [PubMed[

• Gao S, Eiberg H, Krogdahl A, Liu CJ, Sorenson JA. Cytoplasmic expression of E-cadherin and beta-catenin correlated with LOH and hypermethylation of the APC gene in oral squamous cell carcinoma. *J Oral Pathol Med.* 2005; 34(2): 116-119.

- Gasparotto D, Polesel J, Marzotto A, Colladel R, Piccinin S, Modena P, Grizzo A, Sulfaro S, Serraino D, Barzan L, Doglioni C, Maestro R. Overexpression of TWIST2 correlates with poor prognosis in Head and Neck Squamous Cell Carcinomas. *Oncotarget.* 2011; 2(12): 1165-1175.

- George A, Ranganathan K, Rao UK. Expressão da MMP-1 em diferentes graus histopatológicos do carcinoma espinocelular oral e na mucosa bucal normal - um estudo imunohistoquímico. *Cancer Biomark.* 2010;7(6):275-83

- Gervasio OL, Dutra RA, Tartaglia SM, Vasconcellos WA, Barbosa AA, Aguiar MC. Carcinoma espinocelular oral: estudo retrospetivo de 740 casos em uma população brasileira. *Braz Dent J.* 2001; 12(1):57-61.

- Ghilardi G, Biondi ML, Mangoni J, Leviti S, DeMonti M, Guagnellini E, Scorza R. Matrix metalloproteinase-1 promoter polymorphism 1G/2G is correlated with colorectal cancer invasiveness. *Clin Cancer* Res.2001;7:2344-6.

- Gill JG, Langer EM, Lindsley RC, Cai M, Murphy TL, Kyba M, Murphy AM. Snail and the miR-200 Family Act in Opposition to Regulate EMT and Germ Layer Fate Restriction in Differentiating ES Cells. *Stem Cells.* 2011; 29(5): 764-776.

- Gomes EG,Juca MJ, deMenezes HL,Nunes BL,Costa H,LimaFde MatosD.Correlação entre as expressões imunohistoquímicas de MMP-1, MMP 7 e VEGF e fatores prognósticos no adenocarcinoma colorretal. *Ata Cir Bras.* 2009; 24(4):303-10.

- Gonzales-Moles MA, Esteban F, Rodriguez-Archilla A, RuizAvila I, Gonzales-Moles S. Importância da medição da espessura do tumor no prognóstico do cancro da língua. *Oral Oncol.* 2002; 38:394-7

- Gottardi CJ, Gumbiner BM. Sinalização de adesão: como a B-catenina interage com seus parceiros. *Curr Biol.* 2001; 11: 792-794

- Gradl D, Kuhl M, Wedlich D. O transdutor de sinal Wnt/Wg beta- catenina controla a expressão da fibronectina. *Mol Cell Biol.* 1999 Aug;19(8):5576- 87.

- Gungor N, Godschalk RW, Pachen DM, Van Schooten FJ, Knaapen AM. Os neutrófilos activados inibem a reparação por excisão de nucleótidos em células epiteliais pulmonares humanas: papel da mieloperoxidase. *FASEB J.* 2007; 21: 2359-2367.

• Haksever M, Inach HM, Tuncel U, Kukcuoglu SS, Uyar M, Genc O, Irkkan C. Os efeitos do tamanho do tumor, do grau de diferenciação e da profundidade de invasão no risco de metástases nos nódulos cervicais no carcinoma de células escamosas da cavidade oral. *Ear Nose Throat J.* 2012; 91(3): 130-5.

• Han S, Khuri FR, Roman J. "Fibronectin stimulates non-small cell lung carcinoma cell growth through activation of Akt/mammalian target of rapamycin/S6 kinase and inactivation of LKB1/AMP-activated protein kinase signal pathways". *Cancer Research.* 2006; 66 (1): 315-23.

• Hao Yu, Guang-Zhi Jin, Kai Liu, Hui Dong, Hua Yu, Ji-Cheng Duan, Zhe Li, Wei Dong, Wen-Ming Cong e Jia-He Yang. Twist2 is a valuable prognostic biomarker for colorectal cancer. *World J Gastroenterol.* 2013; 19(15): 2404-2411.

• Hardy RG, Vicente-Duenas C, Gonzalez-Herrero I, Anderson C, Flores T, Hughes S, Tselepis C, Ross JA, Sanchez-Garcia I. Snail family transcription factors are implicated in thyroid carcinogenesis. *Am J Pathol.* 2007;171(3):1037-46.

• Harney AS, Meade TJ, LaBonne C. Inativação direcionada dos factores reguladores da EMT da família Snail por um conjugado Co (III)-Ebox. *PLoS ONE.* 2012; 7(2): e32318.

• Hartwell KA, Muir B, Reinhardt F, Carpenter AE, Sgroi DC, Weinberg RA. O gene organizador de Spemann, Goosecoid, promove a metástase tumoral. *Proc Natl Acad Sci. US A.* 2006; 103:18969-18974.

• Hayashida Y, Honda K, Idogawa M, Ino Y, Ono M, T suchida A, Aoki T, Hirohashi S, Yamada T. E-cadherin regula a associação entre beta- catenina e actinina-4. *Cancer Res.* 2005; 65(19):8836-45.

• Hayry V, Makinen LK, Atula T, Sariola H, Makitie A, Leivo I, Keski-Santti H, Lundin J, Haglund C, Hagstrom J. Bmi - expression predicts prognosis in squamous cell carcinoma of the tongue. *Br J Cancer.* 2010; 102(5):892-7.

• Heng LTC, Rossi EP. Um relato de 222 casos de carcinoma espinocelular oral. *Military Medicine.* 1995;160:319-323

• Higashikawa K, Yoneda S, Tobiume K, Saitoh M, Taki M, Mitani Y, Shigeishi H, Ono S, Kamata N: A expressão de Id-3 dependente de DeltaNp63alpha suprime de forma distinta a capacidade de invasão do carcinoma de células escamosas humano. *IntJ Cancer.* 2009; 124(12):2837-2844.

• Hoshino H, Miyoshi N, Nagai K: Epithelial-mesenchymal transition with expression of SNAI1-induced chemoresistance in colorectal cancer. *Biochem Biophys Res Commun.* 2009; 390: 1061-1065 .

• Hotary K, Li XY, Allen E, Stevens SL, Weiss SJ: Uma tríade de metaloproteases de células cancerosas regula o programa de transmigração da membrana basal. *Genes Dev.* 2006, 20(19):2673-2686.

• Huang SH, Hwang D, Lockwood G, Goldstein DP, O'Sullivan B: Valor preditivo da espessura do tumor para o envolvimento dos gânglios linfáticos cervicais no carcinoma de células escamosas da cavidade oral: uma meta-análise dos estudos relatados.*Cancer.* 2009; 115(7):1489-97.

• Jadhay KB, Ahmed Mujib BR, Gupta N. Crystal violet stain as a selective stain for the assessment of mitotic figures in oral epithelial dysplasia and oral squamous cell carcinoma. *Indian J Pathol Microbiol.* 2012;55:283-7

• Jain M, Kasetty S, Sudheendra US, Tijare M, Khan S, Desai A. Avaliação da eosinofilia tecidual como prognosticador na displasia epitelial oral e no carcinoma de células escamosas oral - um estudo de análise de imagem. *Patholog Res Int.* 2014; [PubMed] [Artigo PMC gratuito]

• Jakobsson PA, Eneroth C-M, Killander D, Moberger G, Mirtensson B. Classificação histológica e graduação de malignidade no carcinoma da laringe (um estudo piloto). *Ata Radiol Ther Phys Biol.* 1973; 12: 1-8.

• Jalouli J, Ibrahim SO, Mehrotra R, Jalouli MM, Sapkota D, Larsson PA, Hirsch JM. Prevalência de infecções virais (HPV, EBV, HSV) na fibrose submucosa oral e no cancro oral da Índia. *Ata Otolaryngol.* 2010; 130(11): 1306-11.

• Jamora C, DasGupta R, Kocieniewski P, Fuchs E. Links between signal transduction, transcription and adhesion in epithelial bud development. *Nature.* 2003; 422(6929):317-22.

• Jassim ZJM: Expressão imunitária da proteína reguladora do ciclo celular Ki-67, do gene supressor de tumores P53 e das proteínas do vírus da barra de Epstein no carcinoma oral de células escamosas. Uma tese de doutoramento em Medicina Oral, Departamento de Diagnóstico Oral, Faculdade de Medicina Dentária, Universidade de Bagdade, (2007).

• Jayachandran A, Konigshoff M, Yu H, Rupniewska E, Hecker M, Klepetko W, Seeger W, Eickelberg O. SNAI transcription factors mediate epithelial-mesenchymal transition in lung fibrosis. *Thorax.* 2009; 64(12):1053-61.

• Je EC, Lca BS, Ga GA. O papel do fator de transcrição TWIST nas células cancerígenas. *J Genet Syndr Gene Ther.* 2013; 4: 124.

• Jerjes w, Upile T, Petrie A, Riskalla A, Hamdoon Z, Vourvachis M, Karavidas K, Jay A, Sandison A, Thomas GJ, Kalavrezos N, Hopper C. Parâmetros clinicopatológicos, recorrência, metástases loco-regionais e à distância em 115 doentes com carcinoma espinocelular oral T1-T2. *Head & Neck Oncology.* 2010; 2:9

• Jin G, Mizutani A, Fukuda T, Otani T, Yan T, Prieto Vila M, Murakami H, Kudoh T, Hirohata S, Kasai T, Salomon DS, Seno M. A proteína catiônica eosinofílica aumenta a estabilização de B-catenina durante a diferenciação de cardiomiócitos em células de carcinoma embrionário P19CL6. *Mol Biol Rep.* 2013; 40 (4): 3165-71.

• Jing Y, Han Z, Zhang S, Liu Y, Wei L. Epithelial-Mesenchymal Transition in tumor microenvironment (Transição Epitelial-Mesenquimal no microambiente tumoral). *Cell Biosci.* 2011; 1:29-56

• Joshi PS, Kaijkar MS. Um estudo histoquímico da eosinofilia tecidular no carcinoma espinocelular oral utilizando a coloração vermelha do Congo. *Dental Research Journal.* 2013 ; 10(6): 784-789

• Joshua B, Kaplan MJ, Doweck I, Pai R, Weissman IL, Prince ME, Ailles LE. Frequency of cells expression CD44, A head and neck cancer stem cell marker:

correlation with tumor aggressiveness. *Head Neck.* 2012;34(1):42-9

• Jovanovic A, Schulten EA, Kostense PJ, Show GB, Vander Wail I: Carcinoma de células escamosas do lábio e da cavidade oral nos Países Baixos; um estudo epidemiológico de 740 pacientes. *J Cranio-Maxillo-Facial Surg.*1993; 21,149-152.

• Julien S, Puig I, Caretti E, Bonaventure J, Nelles L, van Roy F, Dargemont C, de Herreros AG, Bellacosa A, Larue L: Activation of NF- kappaB by Akt upregulates Snail expression and induces epithelium mesenchyme transition. *Oncogene.* 2007; 26:7445-56.

• Kalluri R, Neilson EG. Epithelial-mesenchymal transition and its implications for fibrosis (Transição epitelial-mesenquimal e suas implicações para a fibrose). *J Clin Invest.* 2003; 112:1776-1784.

• Kalluri R, Weinberg RA. "Os princípios básicos da transição epitelial-mesenquimal". *J Clini Invest.* 2009; 119(6): 1420-1428. [PumMed][Artigo PMC gratuito]

• Kamarajan P, Pardo AG, Nisha J D, Kapila YL. O segmento CS1 da fibronectina está envolvido na patogénese do CCEO humano ao mediar a propagação, migração e invasão das células do CCEO. *BMC Cancer.* 2010; 10:330-37

• Kane SV, Gupta M, Kakade AC, D' Cruz A. A profundidade da invasão é o preditor histológico mais significativo de metástases linfonodais cervicais subclínicas em carcinomas escamosos iniciais da cavidade oral. *Eur J Surg Oncol.* 2006; 32: 795-803.

• Kaplan DD, Meigs TE, Kelly P, Casey PJ. Identification of a role for beta- catenin in the establishment of a bipolar mitotic spindle. *J Biol Chem.* 2004; 279(12):10829-32.

• Kenny HA, Kaur S, Coussens LM, Lengyel E. Os passos iniciais da metástase das células do cancro do ovário são mediados pela clivagem da vitronectina e da fibronectina pela MMP-2. *J Clin Invest.* 2008; 118(4):1367-79.

• Kerdpon D, Sriplung H. Factores relacionados com o atraso no diagnóstico do carcinoma espinocelular oral no sul da Tailândia. *Oral Oncol.* 2001;37(2): 127-31 .

• Khalil AA. Expressão imunohistoquímica de Matrix Metalloproteinase-9 e Vimentine no carcinoma espinocelular oral. Tese de mestrado em Patologia Oral, Departamento de Diagnóstico Oral, Universidade de Bagdade, 2009.

• Khandekar SP, Bagdey PS, Tiwari RR. Oral cancer and some epidemiological factors Hospital Based study, *Indian J of Community medicine.* 2006; 3: 31.

• Kim K, Lu Z, Hay ED. Diret evidence for a role of beta-catenin/LEF-1 signaling pathway in induction of EMT. *Cell Biol Int.* 2002; 26:463476.

• Kim MA, Lee HS, Lee HE, Kim JH, Yang HK, Kim WH. Importância prognóstica da expressão da proteína relacionada com a transição epitelial-mesenquimal no carcinoma gástrico. *Histopathology.* 2009; 54(4):442-51.

• Kitahara H, Kawashiri S, Kato K, Ohara T, Yoshizawa K, Nozaki S, Nakagawa K. As expressões imunohistoquímicas da E-caderina e da B-catenina estão correlacionadas com a invasão, metástases e prognóstico do carcinoma espinocelular oral. *Oral Surgery.* 2008; 1: 28-34.

• Kobayashi M, Honma T, Matsuda Y, Suzuki Y, Narisawa R, Ajioka Y, Asakura H. "Nuclear translocation of beta-catenin in colorectal cancer". *Br J Cancer.* 2000; (10): 1689-1693.

• Kong D, Li Y, Wang Z, Sarkar FH. "Células estaminais cancerígenas e células fenotípicas de transição epitelial para mesenquimal (EMT): Are They Cousins or Twins?". *Cancers.* 2011; 3 (1): 716-29.

• Kosaka T, Kikuchi E, Mikami S, Miyajima A, Shirotaka S, Ishida M, Okada Y, Oya M. "Expression of snail in upper urinary tract urothelial carcinoma: prognostic significance and implications for tumor invasion,". *Clinical Cancer Research.* 2010; 16(23): 5814-5823 .

• Kosmehl H, Berndt A, Katenkamp D: Molecular variants of fibronectin and laminin: structure, physiological occurrence and histopathological aspects. *Virchows Arch.* 1996; 429(6):311-322.

• Kowalski LP, Franco EL, Torloni H, Fava AS, Sobrinho JA, Ramos G, Oliveira BV, Curado MP. Atraso no diagnóstico do carcinoma oral e orofaríngeo: fatores relacionados ao tumor, ao paciente e aos profissionais de saúde. *Oral Oncol Eur J Cancer*. 1994; 30B:167-173.

• Krecicki T, Fraczek M, Jelen M, Podhorska M, Szkudlarek T, Zatonski T. Expressão da colagenase-1 (MMP-1), colagenase-3 (MMP-13) e inibidor tecidular da metaloproteinase-1 da matriz (TIMP-1) nos carcinomas espinocelulares da laringe. *Eur Arch Otorhinolaryngology*. 2003; 260: 494-497.

• Krisanaprakornkit S, Iamaroon A. Epithelial-Mesenchymal Transition in Oral Squamous Cell Carcinoma (Transição Epitelial-Mesenquimal no Carcinoma de Células Escamosas Oral). *ISRN Oncol*. 2012;12: 681469

• Kroepil F, Fluegen G, Vallbohmer D, Baldus SE, Dizdar L, Raffel AM, Hafner D, Stoecklein NH, Knoefel WT. Snail1 expression in colorectal cancer and its correlation with clinical and pathological parameters. *BMC Cancer*. 2013; 13:145.

• Kumar S, Das A, Sen S. Extracellular matrix density promotes EMT by weakening cell-cell adhesions. *MolBiosyst*. 2014; 10(4):838-50. [Pubmed]

• Kurahara S, Shinohara M, Ikebe T. Expressão de MMPs, MT-MMP e TIMPs no carcinoma de células escamosas da cavidade oral: correlações com a invasão tumoral e as metástases. *Head Neck*. 1999; 21: 627-638.

• Kurtz KA, Hoffman HT, Zimmerman MB, Robinson RA. A diminuição da expressão de E-caderina, mas não de B-catenina, está associada à invasão vascular e à diminuição da sobrevivência nos carcinomas escamosos da cabeça e do pescoço. *Otolaryngol Head Neck Surg*. 2006; 134: 142-6. [PubMed]

• Kypta RM, Waxman J. "Sinalização WnVβ-catenm no cancro da próstata". *Nat Rev Urol*. 2012; 9:418-428.

• Laimer K, Spizz G, Gastl G, Obrist P, Brunhuber TH, Fong D, Barbieri V, Jank S, Doppler W, Rasse M, Norer B. A expressão elevada de EGFR prediz um mau prognóstico em doentes com carcinoma de células escamosas da cavidade oral e orofaringe. Uma análise imunohistoquímica baseada em TMA. *Oral Oncol*. 2007;

43: 193-98

• Larsen SR, Johansen J, Sorensen JA, Krogdahl A. The prognostic significance of histological features in oral squamous cell carcinoma. *J Oral Pathol Med.* 2009;38(8):657-62

• Laxmidevi LB, Angadi PV, Pillai RK, Chandreshekar C. Expressão aberrante de B- catenina na diferenciação histológica do carcinoma espinocelular oral e do carcinoma verrucoso: um estudo imuno-histoquímico. *J Oral Sci.* 2010;52(4):633-40

• Lee JM, Dedhar S, Kalluri R, Thompson EW. The epithelial mesenchymal transition: new insights in signaling, development, and disease. *J Cell Biol.* 2005; 172:973-81.

• Lee SY, Park SY, Kim SH, Choi EC. Expression of Matrix Metalloproteinases and Their Inhibitors in Squamous Cell Carcinoma of the Tonsil and Their Clinical Significance (Expressão de Metaloproteinases da Matriz e seus Inibidores no Carcinoma de Células Escamosas da Amígdala e seu Significado Clínico). *Clin Exp Otorhinolaryngol.* 2011; 4(2): 88-94.

• Liu G, Meng X, Jih Y, Zhao Y, Gui X, Chen F, Fu s. Papel inibidor da quinase de adesão local em anoikis no cancro do pulmão. *Cell Biol Int.* 2008;32:663-70

• Liu YN, Liu Y, Lee HJ, Hsu YH, Chen JH. O recetor de androgénio ativado regula negativamente a expressão do gene da E-caderina e promove a metástase tumoral. *Mol Cell Biol.* 2008; 28: 7096-7108.

• Lo Muzio L, Staibano S, Pannone G, Grieco M, Mignogna MD, Cerrato A, Testa NF, De Rosa G. Beta-and Gamma-catenin expression in oral squamous cell carcinoma. *Anticancer Res.* 1999; 19(5B):3817-3826

• Lo Muzio L, Goteri G, Capretti R, Rubini C, Vinella A, Fumarnlo R, Bianchi F, Mastrangelo F, Porfiri E, Mariggio MA. Análise do gene da beta-catenina no carcinoma espinocelular oral. *Int JImmunopathol Pharmacol.* 2005; 18(3):33-8.

• Lu XZ, Zou YG, Yin XM, Chen WT, Zhang CP. Expressão do ARNm da MMP1 no carcinoma espinocelular oral e em tecidos normais emparelhados. *Nan Fang Yi Ke Da Xue Xue Bao.* 2008; 28(8):1362-4. [PMC free article] [PubMed]

• Lyons JG, Patel V, Roue NC, Fok SY, Soon LL, Halliday GM, Gutkind JS: Snail up-regulates proinflammatory mediators and inhibits differentiation in oral keratinocytes. *Cancer Res.* 2008; 68:4525-30.

• MacDonald BT, Tamai K, He X. Sinalização de WnVβ-catenina: componentes, mecanismos e doenças. *Dev Cell.* 2009; 17(1): 9-26.

• Mahomed F, Altini M, Meer S. Expressão alterada de E-caderina /beta-catenina no carcinoma espinocelular oral com e sem metástases nodais. *Oral Dis.* 2007;13(4):386-392.

• Malanchi I, Peinado H, Kassen D, Hussenet T, Metzger D, Chambon P, Huber M, Hohl D, Cano A, Birchmeier W, Huelsken J: A manutenção das células estaminais do cancro cutâneo depende da sinalização da beta-catenina. *Nature.* 2008; 452:650-3.

• Mao Y, Zhang N, Xu J, Ding Z, Zong R, Liu Z. Significância da Expressão Heterogénea de Twist2 em Cancros da Mama Humanos. *PLoS ONE.* 2012; 7(10): e48178. [PubMed]

• Mao Y, Xu J, Li Z, Zhang N, Yin H, Liu Z. O papel da acumulação nuclear de β-catenina na EMT do cancro do ovário induzida por Twist2. *PLoS ONE.* 2013 Nov 11;8(11):e78200. [PubMed]

• Markopoulos AK. Aspectos actuais do Carcinoma de Células Escamosas Oral. *The Open Dentistry Journal.* 2012; 6: 126-130

• Marocchio LS, Lima J, Sperandio FF, Correa L, Sousa SO. Carcinoma espinocelular oral: uma análise de 1.564 casos mostrando avanços na deteção precoce. *Journal of Oral Science.* 2010; 52(2): 267-273

• Martin FT, Dwyer RM, Kelly J, Khan S, Murphy JM, Curran C, Miller N, Hennessy E, Dockery P, Barry FP, O'Brien T, Kerin MJ: Potencial papel das células estaminais mesenquimais (MSCs) no microambiente do tumor da mama:

estimulação da transição epitelial para mesenquimal (EMT). *Breast Cancer Res Treat*. 2010, 124:317-26.

• Martin JA, Miller BA, Scherb MB, Lembke LA, Buckwalter JA. "Colocalização da proteína 3 de ligação ao fator de crescimento semelhante à insulina e fibronectina na cartilagem articular humana". *Osteoarthr Cartil*. 2002; 10 (7): 556-63.

• Martin TA, Goyal A, Watkins G, Jiang WG. Expressão dos factores de transcrição snail, slug e twist e o seu significado clínico no cancro da mama humano. *Ann Surg Oncol*. 2005; 12:488-496. [PubMed]

• Mbom BC, Siemers KA, Ostrowski MA, Nelson WJ, Barth AI. Nek2 fosforila e estabiliza B-catenina em centrossomas mitóticos a jusante de Plk1. *Mol Biol Cell*. 2014;25(7):977-91

• Medici D, Hay ED, Goodenough DA. Cooperation between snail and LEF-1 transcription factors is essential for TGF-beta1-induced epithelial-mesenchymal transition. *Mol Biol Cell*. 2006; 17:1871-1879.

• Medici D, Hay ED, Olsen BR. Snail and Slug promote epithelial- mesenchymal transition through beta-catenin-T-cell fator-4-dependent expression of transforming growth fator-beta3. *Mol Biol Cell*. 2008; 19:4875-4887 .

• Meneses A, Verastegui E, Barrera JL, Zinser J, de la Garza J, Hadden JW. Achados histológicos em doentes com carcinoma espinocelular da cabeça e do pescoço que receberam uma mistura de citocinas naturais perilinfáticas (IRX-2) antes da cirurgia. *Arch Pathol Lab Med*. 1998; 122(5):447-54.

• Micalizzi DS, Farabaugh SM, Ford HL. Epithelial-mesenchymal transition in cancer: parallels between normal development and tumor progression. *J Mammary Gland Biol Neoplasia*. 2010; 15: 117-134.

• Min C, Eddy SF, Sherr DH, Sonenshein GE: NF-kappaB and epithelial to mesenchymal transition of cancer. *J Cell Biochem*. 2008; 104:733-44.

• Miyazono K, ten Dijke P, Heldin CH. Sinalização de TGF-beta por proteínas Smad. *Adv Immunol*. 2000; 75:115-157.

• Miyoshi A, Kitajima Y, Kido S, Shimonishi T, Matsuyama S, Kitahara K, Miyazaki K. Snail accelerates cancer invasion by upregulating MMP expression and is associated with poor prognosis of hepatocellular carcinoma. *Br J Cancer*. 2005;92(2):252-8.

• Mohammed AA. A expressão de CD34 e podoplanina como marcadores biológicos de angiogénese e linfangiogénese no carcinoma espinocelular oral e cutâneo (um estudo comparativo). Uma tese de mestrado em Patologia Oral, Departamento de Diagnóstico Oral, Universidade de Bagdade, 2008.

• Moezzi J, Gopalswamy N, Haas RJ, Jr., Markert RJ, Suryaprasad S, Bhutani MS. Stromal eosinophilia in colonic epithelial neoplasms. *American Journal of Gastroenterology*. 2000;95(2):520-523.

• Molinolo A, Amornphimoltham P, Squarize C, Castilho R, Patel V. Redes moleculares desreguladas na carcinogénese da cabeça e pescoço. *Oral Oncol.* 2009; 45: 324-334.

• Montserrat N, Gallardo A, Escuin D, Catasus L, Prat J, Gutierrez-Avigno FJ, Peiro G, Barnadas A, Lerma E. Repressão da E-caderina por SNAIL, ZEB1 e TWIST em carcinomas ductais invasivos da mama: um esforço cooperativo? *Hum Pathol.* 2011; 42(1): 103-110.

• Moore C, Kuhns JG, Greenberg RA. Thickness as prognostic aid in upper aerodigestive tract cancer (Espessura como ajuda prognóstica no cancro do trato aerodigestivo superior). *Arch Surg.*1986;121:1410 - 1414

• Mostaan LV, Khorsandi MT, Sharifian SM, Shandiz FH, Mirashrafi F, Sabzari H, Badiee R, Borghei H, Yazdani N. Correlação entre a expressão das moléculas de adesão E-caderina e CD44 e a metástase dos gânglios linfáticos cervicais no CEC da língua oral: significado preditivo ou não. *Pathol Res Pract.* 2011 Jul 15; 207(7):448-51.

• Nagao Y, Sata M. High incidence of multiple primary carcinomas in HCV-infected patients with oral squamous cell carcinoma. *Med Sci Monit.* 2009; 15: 453-9.

• Nagase H, Visse R, Murphy G. Structure and function of matrix metalloproteinases and TIMPs. *Cardiovasc Res*. 2006;69:562-73

• Nandini DB, Subramanyam RV. Nuclear features in oral squamous cell carcinoma: A computer-assisted microscopic study (Caraterísticas nucleares no carcinoma oral de células escamosas: um estudo microscópico assistido por computador). *J Oral Maxillofac Pathol*. 2011; 15(2): 177-181.

• Nandita KP, Karen B, Ethel S, Ashwini H, Mahesh CP. Comparação das Funções dos Leucócitos Polimorfonucleares em Pacientes com Carcinoma Oral e Controlos Saudáveis. *Pesquisa J de Pharma Biolog e Ciências Químicas*. 2013; 4(1): 857-64.

• Natsugoe S, Uchikado Y, Okumura H, Matsumoto M, Setoyama T, Tamotsu K, Kita Y, Sakamoto A, Owaki T, Ishigami S, Aikou T. Snail desempenha um papel fundamental no carcinoma de células escamosas do esófago preservado por E-caderina. *Oncol Rep*. 2007; 17(3):517-23

• Neville BW, Damm DD, Allen CM. Patologia oral e maxilofacial. Philadelphia: Saunders, 3ª edição, 10º capítulo, 2009, 409-22.

• Niessen K, Fu Y, Chang L, Hoodless PA, McFadden D, Karsan A: Slug é um alvo direto de Notch necessário para o início da celularização da almofada cardíaca. *J Cell Biol*. 2008; 182:315-25.

• Nieto MA. The snail superfamily of zinc-finger transcription factors. *Nat Rev Mol Cell Biol*. 2002; 3:155-166.

• Nishioka Y, Kobayashi K, Sagae S, Ishioka S, Nishikawa A, Matsushima M, Kanamori Y, Minaguchi T, Nakamura Y, Tokino T, Kudo R. Um polimorfismo de nucleótido único no promotor da metaloproteinase-1 da matriz em carcinomas endometriais. *Jpn J Cancer Res*. 2000; 91: 612-615.

• Noguchi M, Kinjyo H, Kohama GI, Nakamori K. Invasive front in oral squamous cell carcinoma: image and flow cytometric analysis with clinicopathologic correlation. *Oral Surg Oral Med Oral Pathol Oral Radiol Endod*.2002;93(6):682-7.

• O-charoenrat P, Pillai G, Patel S, Ficher C, Archer D, Eccles S, Archer D, Eccles

S, Rhys-Evans P. A espessura do tumor prediz metástases nodais cervicais e sobrevivência no cancro oral precoce da língua. *Oral Oncol*. 2003; 39(4): 386-90.

• O-Charoenrat P, Rhys-Evans P, Eccles S. Expression of matrix metalloproteinases and their inhibitors correlates with invasion and metastasis in squamous cell carcinoma of the head and neck. *Arch Otolaryngol Head Neck Surg*. 2001; 127: 813-820.

• Ohashi Y, Ishibashi S, Suzuki T, Shineha R, Moriya T, Satomi S, Sasano H. Significado da eosinofilia tecidular associada ao tumor e de outros infiltrados de células inflamatórias no carcinoma espinocelular do esófago inicial. *Anticancer Res*. 2000; 20(5): 3025-3030 .

• Okamoto M, Nishimine M, Kishi M, Kirita T, Sugimura M, Nakamura M, Konishi N. Previsão de metástases cervicais tardias em doentes com carcinoma espinocelular da língua em estádio I/II. *J Oral Pathol Med*. 2002; 31(4):227 - 233.

• Oliveira DT, Tjioe KC, Assao A, Faustino SE, Carvalho AL, Landman G, Kowalski LP. Eosinofilia Tecidual e sua Associação com a Invasão Tumoral do Câncer Oral. *Int JSurg Pathol*. 2009; 17(3): 244-249

• Oliver AJ, Helfrick JF, Gard D. Carcinoma oral primário de células escamosas: uma revisão de 92 casos. *J Oral Maxillofac Surg*. 1996; 54:949-954.

• Olivera L.R, Riberio-Silva A, Prognostic significance of immunohistochemical biomarkers in oral squamous cell carcinoma. *Int J Oral Maxillofac Surg*. 2011, 40(3):298-307

• Olmeda D, Jorda M, Peinado H, Fabra A, Cano A. Snail silencing effectively suppresses tumor growth and invasiveness. *Oncogene*. 2007; 26:1862-74.

• Onercl M, Yilmaz T, Gedikoglu G. Tumor thickness as a predictor of cervical lymph node metastasis in squamous cell carcinoma of the lower lip. *Otolaryngol Head Neck Surg*. 2000; 122:139 - 142.

• Ono Y, Fujii M, Kameyama K, Otani Y, Sakurai Y, Kanzaki J. Expressão do ARNm da metaloproteinase-1 da matriz relacionada com a eosinofilia e a expressão do gene da interleucina-5 no tecido tumoral da cabeça e do pescoço. *Virchows Arch.* 1997 Nov; 431(5):305-10.

• Ouyang G, Wang Z, Fang X, Liu J, Yang CJ: Sinalização molecular da transição epitelial para mesenquimal na geração e manutenção de células estaminais cancerígenas. *Cell Mol Life Sci.* 2010, 67:2605-18.

• Oyama T, Kanai Y, Ochiai A, Akimoto S, Oda T, Yanagihara K, Nagafuchi A, Tsukita S, Shibamoto S, Ito F, Takeichi M, Matsuda H, Hirohashi S. Uma B-catenina truncada interrompe a interação entre a caderina E e a B-catenina: uma causa de perda de adesividade intercelular em linhas celulares de cancro humano. *Cancer Research.*1994; 54, 6282-6287.

• Ozawa M, Baribault H, Kemler R. O domínio citoplasmático da molécula de adesão celular uvomorulina associa-se a três proteínas independentes estruturalmente relacionadas em diferentes espécies. *EMBO J.*1989; 8(6): 1711-17.

• Pankov R, Yamada KM. "Fibronectin at a glance". *Journal of Cell Science.* 2002'; 115 (20): 3861-3.

• Parkin D, Bray F, Ferlay J, Pisani P. Estatísticas globais sobre o cancro. *CA Cancer J Clin.* 2002; 55: 74-108.

• Parkin DM, Boyd L. Cancros atribuíveis a factores dietéticos no Reino Unido em 2010. A Baixo consumo de frutas e legumes. *Br J Cancer.* 2011; 105 (2): 10-23.

• Peinado H, Olmeda D, Cano A. Snail, Zeb e factores bHLH na progressão tumoral: uma aliança contra o fenótipo epitelial? *Nat Rev Cancer.* 2007; 7: 415-428.

• Peinado H, Quintanilla M, Cano A. Transforming growth fator beta-1 induces snail transcription fator in epithelial cell lines: mechanisms for epithelial mesenchymal transitions. *J Biol Chem.* 2003 Jun 6;278(23):21113-23.

• Peinado H, Portillo F, Cano A. Transcriptional regulation of cadherins during development and carcinogenesis (Regulação transcricional das caderinas durante o desenvolvimento e a carcinogénese*). Int J Dev Biol.* 2004; 48: 365375.

• Peiro S, Escriva M, Puig I, Barbera MJ, Dave N, Herranz N, Larriba MJ,

Takkunen M, Franci C, Munoz A, Virtanen I, Baulida J, Garcia de Herreros A. O repressor transcricional Snail1 liga-se ao seu próprio promotor e controla a sua expressão. *Nucleic Acids Res*. 2006; 34(7):2077-84.

• Pena C, Garcia JM, Larriba MJ, Barderas R, Gomez I, Herrera M, Garcia V, Silva J, Dominguez G, Rodriguez R, Cuevas J, de Herreros AG, Casal JI , Munoz A, Bonilla F. SNAI1 expression in colon cancer related with CDH1 and VDR downregulation in normal adjacent tissue. *Oncogene*. 2009; 28(49):4375- 85.

• Pentenero M, Gandolfo S, Carrozzo M. Importância da espessura do tumor e da profundidade de invasão no envolvimento nodal e no prognóstico do carcinoma espinocelular oral: uma revisão da literatura. *Head & Neck*. 2005; 1080-91

• Pereira MC, Oliveira DT, Kowalski LP. O papel dos eosinófilos e da proteína catiónica eosinofílica no cancro oral: uma revisão. *Arquivos de Biologia Oral*.2011; 56(4):353-358.

• Petti S. Factores de risco do estilo de vida para o cancro oral. *Oral Oncol*. 2009; 45:340350.

• Pietras K, Ostman A. Hallmarks of cancer: interactions with the tumor stroma. *Exp Cell Res*. 2010; 316:1324-1331. [PubMed]

• Pinholt EM, Rindum J, Pindborg JJ. Cancro oral: um estudo retrospetivo de 100 casos dinamarqueses. *Br J Oral Maxillofac Surg*. 1997;35:77-80

• Popovich Monevska D, Janevska V, Naumovski S, Popovski V, Benedetti A, Bozovich S, Ismani A. PARÂMETROS FISIOPATOLÓGICOS MÚLTIPLOS QUE INFLUENCIAM O PROGNÓSTICO E A SOBREVIVÊNCIA DE DOENTES COM CANCRO ORAL. *Med. Sci*. 2013; 2: 169-175.

• Puisieux A, Valsesia-Wittmann S, Ansieau S. A twist for survival and cancer progression. *Br J Cancer*. 2006; 94: 13-17.

• Qiao B, Johnson NW, Gao J. Epithelial-mesenchymal transition in oral squamous cell carcinoma triggered by transforming growth fator-B1 is Snail family-dependent and correlates with matrix metalloproteinase-2 and -9 expressions. *Intr J Oncol*.

2010; 37: 663-668.

• Queimado L, Obeso D, Hatfield MD, Yang Y, Thompson DM, Reis AM. Desregulação dos componentes da via Wnt nos tumores das glândulas salivares. *Arch Otolaryngol Head Neck Surg.* 2008; 134: 94-101.

• Ravindran G, Devaraj H, Expressão aberrante de B-catenina e sua associação com ANp63, Notch-1 e fatores clinicopatológicos no carcinoma de células escamosas oral. *Clin Oral Investig.* 2012; 16(4):1275- 1288.

• Ribeiro KCB, Kowalski LP, Latorre MRDO. Complicações perioperatórias, comorbidades e sobrevida no câncer de boca ou orofaringe. *Arch Otolaryngol Head Neck Surg.* 2003; 129:219-28.

• Rogers, S., Pabla, R., Mc Sorley, A. Lowe, D., Brown, J. & Vaughan, E. An assessment of deprivation as a fator in the delay presentation, diagnosis and treatment in patients with oral and oropharyngeal squamous cell carcinoma. *Oral Oncol.* 2007;43:1368-8375

• Ross GL, Soutar DS, MacDonald DG, Shoaib T, Camilleri IG, Robertson AG. Improved staging of cervical metastases in clinically node-negative patients with head and neck squamous cell carcinoma. *Ann Surg Oncol.* 2004;11: 213-218.

• Rutter JL, Mitchell TI, Buttice G, Meyers J, Gusella JF, Ozelius LJ, Brinckerhoff CE. A single nucleotide polymorphism in the matrix metalloproteinase-1 promoter creates an ETS binding site and augments transcription. *Cancer Res.* 1998; 58(23): 5321-5.

• Sabhan BJ. A Deteção de Estimulação Angiogénica Tumoral e Inflamatória através da Expressão de Factores de Crescimento Endotelial Vascular em Relação à Densidade de Microvasos no Carcinoma de Células Escamosas Oral. Dissertação de Mestrado em Patologia Oral. Tese em Patologia Oral, Departamento de Diagnóstico Oral, Universidade de Bagdade, 2008

• Saito T, Oda Y, Kawaguchi K, Sugimachi K, Yamamoto H, Tateishi N, Tanaka K, Matsuda S, Iwamoto Y, Ladanyi M, Tsuneyoshi M. E- cadherin mutation and Snail overexpression as alternative mechanisms of E-cadherin inactivation in synovial sarcoma. *Oncogene*. 2004;23(53):8629-38

• Sanderson RJ, Ironside JAD. Squamous cell carcinoma of the head and neck, clinical review. *BMJ*. 2002; 325: 822-7.

• Sapp JP, Eversole R, Wysoski GP. Contemporary oral and maxilla facial pathology, Mosby, 6º capítulo, 1997; 169-170.

• Sarkis SA. Expressão imunohistoquímica do recetor do fator de crescimento epidérmico (EGFR) no carcinoma oral de células escamosas em relação à proliferação, apoptose, angiogénese e linfangiogénese. Tese de Doutoramento em Patologia Oral. Tese de Doutoramento em Patologia Oral, Departamento de Diagnóstico Oral, Universidade de Bagdade, 2008.

• Sato H, Takino T, Miyamori H: Papel da metaloproteinase-1 da matriz do tipo membrana na invasão tumoral e metástases. *Cancer Sci*. 2005; 96(4):212-217.

• Sato M, Muragaki Y, Saika S, Roberts AB, Ooshima A. Targeted disruption of TGF-beta1/Smad3 signaling protects against renal tubulointerstitial fibrosis induced by unilateral urethral obstruction. *J Clin Invest*. 2003;112(10): 1486-94.

• Sauter W, Rosenberger A, Beckmann L, Kropp S, Mittelstrass K, Timofeeva M, Wolke G, Steinwachs A, Scheiner D, Meese E, Sybrecht G, Kronenberg F, Dienemann H; LUCY-Consortium, Chang-Claude J, Illig T, Wichmann HE, Bickeboller H, Risch A. Matrix metalloproteinase 1 (MMP1) is associated with early-onset lung cancer. *Cancer Epidemiol Biomarkers Prev*. 2008;17(5):1127-35

• Sawair FA, Irwin CR, Gordon DJ, Leonard AG, Stephenson M, Napier SS. Invasive front grading: reliability and usefulness in the management of oral squamous cell carcinoma. *J. Oral Pathol.Med*. 2003; 32; 1-9.

• Scanlon CS, Van Tubergen EA, Inglehart RC, D'Silva NJ. Biomarcadores de transição epitelial-mesenquimal no carcinoma de células escamosas. *J Dent Res*. 2013; 92(2):114-21. [PubMed]

• Scheel C, Eaton EN, Li SH, Chaffer CL, Reinhardt F, Kah KJ, Bell G, Guo W, Rubin J, Richardson AL, Weinberg RA: Paracrine and autocrine signals induce and maintain mesenchymal and stem cell states in the breast. *Cell*. 2011; 145:926-40.

• Schwock J, Bradley G, Ho JC, Perez-Ordonez B, Hedley DW, Irish JC, Geddie WR. SNAI1 expression and the mesenchymal phenotype: an immunohistochemical study performed on 46 cases of oral squamous cell carcinoma. *BMC Clinical Pathology*. 2010; 10:1

• Scully C, Bagan J. Visão geral do carcinoma de células escamosas oral. *Oral Oncol*. 2009; 45(4-5):301-8.

• Sharabi AB, Aldrich M, Sosic D, Olson EN, Friedman AD, Lee SH, Chen SY. Twist-2 controls myeloid lineage development and function. *PLoS Biol*. 2008; 6(12):e316. [PubMed]

• Sharabi A, Aldrich M, Chen S. Function of twist-2 as an antigen presentation attenuator and effect on potency of dendritic cells for immunotherapy. *J Clin Oncol*. 2008; 26. [PubMed]

• Sharma P, Saxena S, Aggarwal P. Trends in the epidemiology of oral squamous cell carcinoma in Western UP: an institutional study (Tendências na epidemiologia do carcinoma espinocelular oral na UP ocidental: um estudo institucional). *Indian J Dent Res*. 2010 Sep; 21(3):316-9.

• Sheahan P, O'Keane C, Sheahan JN, O'Dwyer TP. Efeito da espessura do tumor e outros factores no risco de doença regional e tratamento do pescoço N0 no carcinoma escamoso oral precoce. *Clin Otolaryngol*.2003; 28:461- 71.

• Shi F, Sottile J. MT1 MMP regula o volume de negócios e a endocitose da matrixfibronectina extracelular. *J Cell Sci*. 2011 Dec 1;124:4039-50.

• Shiozawa J, Ito M, Nakayama T, Nakashima M, Kohno S, Sekine I. Expressão da metaloproteinase-1 da matriz no carcinoma colorectal humano. *Mod Pathol*. 2000; 13(9):925-33 .

• Sittle C, Ruiz S, Volling P, Kvasnicka H, Jungehulsing M, Eckel HE. Significado prognóstico do Ki-67(MIBI), PCNA e p53 no cancro da orofaringe e da cavidade oral. *Oral Oncol*. 1999; 35: 583-89.

- Slaughter DP, Southwick HW, Smejkal W. Field cancerization in oral stratified squamous epithelium: clinical implication of multicentric origin. *Cancer*. 1953; 6: 963-8.

- Smit MA, Peeper DS. Desregulando a EMT e a senescência: duplo impacto por uma única torção. *Cancer Cell*. 2008; 14:5-7.

- Smit MA, Peeper DS. Transição epitelial-mesenquimal e senescência: Dois processos relacionados com o cancro estão a cruzar-se. *Aging* (Albany NY). 2010; 2:735-741. [PMC free article] [PubMed]

- Sobral LM, Zecchin KG, Aquino SN, Lopes MA, Graner E,Coletta RD. Isolamento e caraterização de linhagens celulares de miofibroblastos de carcinoma espinocelular oral. *Oncology Reports*.2011; 25(4):1013-1020.

- Sottile J, Chandler J. O turnover da matriz de fibronectina ocorre através de um processo dependente da caveolina-1. *Mol Biol Cell*. 2005 Feb;16(2):757-68

- Sparano A, Weinstein G, Chalian A, Yodul M, Weber R. Preditores multivariados de metástases cervicais ocultas no cancro oral precoce da língua. *Otolaryngol Head Neck Surg*. 2004; 131:472-476.

- Spiro RH, Guillamondegui O Jr, Paulino AF, Huvos AG: Pattern of invasion and margin assessment in patients with oral tongue cancer. *Head Neck*. 1999; 21(5):408-13.

- Stockinger A, Eger A, Wolf J, Beug H, Foisner R. E-cadherin regula o crescimento celular através da modulação da atividade transcricional da beta-catenina dependente da proliferação. *J Cell Biol*. 2001; 154:1185-1196 .

- Stott-Miller M, Houck JR, Lohavanichbutr P, Mendez E, Upton MP, Futran ND, Schwartz SM, Chen C: Os níveis de metaloproteinase de matriz tumoral e salivar são fortes marcadores de diagnóstico do carcinoma de células escamosas oral. *Cancer Epidemiol Biomarkers Prev*. 2011; 20(12):2628- 36. [PubMed]

- Strutz F, Zeisberg M, Ziyadeh FN, Yang CQ, Kalluri R, Muller GA, Neilson EG. Role of basic fibroblast growth fator-2 in epithelial- mesenchymal transformation.

Kidney Int. 2002; 61(5): 1714-1728.

• Subapriya R, Thangavelu A, Mathavan B, Ramachandran CR, Nagini S. Assessment of risk factors for oral squamous cell carcinoma in Chidambaram,Southern India: a case-control study. *Eur J Cancer Prev.* 2007; 16: 251-6.

• Sun T, Zhao N, Zhao XL, Gu Q, Zhang SW, Che N, Wang XH, Du J, Liu YX, Sun BC: Expressão e significado funcional de Twist1 no carcinoma hepatocelular: o seu papel no mimetismo vasculogénico. *Hepatology.* 2010; 51:545-56.

• Swiatoniowski G, Matkowski R, Suder E, Bruzewicz S, Setta M, Kornafel J, Polozowski A, Surowiak P. As expressões da E-caderina e da fibronectina não têm qualquer papel prognóstico no cancro da mama ductal de estádio II. *Anticancer Res.* 2005; 25(4):2879-83.

• Taha IA. Análise clinicopatológica do carcinoma de células escamosas oral no Iraque durante o período (2001-2013). A Msc. Tese em Patologia Oral, Departamento de Diagnóstico Oral   , Faculdade de Medicina Dentária, Universidade de Bagdade, 2014

• Takei H, Iino Y, Horiguchi J, Maemura M, Koibuchi Y, Nagaoka H, Yokoe T, Oyama T e Morishita Y: Angiogénese e expressão de fibronectina estromal no carcinoma da mama invasivo. *Int J Oncol.* 1998; 12: 517-523.

• Talabani NG, Ahmed KM, Faraj FH. Cancro oral em Sulaimani: Um estudo clinicopatológico. *(JZS) Jornal de Zankoy Sulaimani.* 2010;13(1) Parte A:1-8.

• Tanaka N, Odajima T, Ogi K, Ikeda T, Satoh M. "Expressão de E-caderina, a-catenina e B-catenina no processo de metástase linfonodal no carcinoma espinocelular oral". *British Journal of cancer.* 2003; 89: 557-563.

• Tanishima H, Gui T, Sun Y, Shimokado A, Ozaki T, Muragaki Y. Expressão da proteína caracol como uma marca registrada do carcinoma gástrico em amostras de biópsia. *ISRNPathology* .2012;2012: Artigo ID 132472, 7 páginas [pubMed]

• Tepass U, Truong K, Godt D, Ikura M, Peifer M. Cadherins in embryonic and neural morphogenesis. *Nat Rev Mol Cell Biol.* 2000; 1:91-100.

• Thavarajah R, Rao A, Raman U, Rajasekaran ST, Joshua ERH, Kannan R. Oral lesions of 500 habitual psychoactive substance users in Chennai, India (Lesões orais de 500 consumidores habituais de substâncias psicoactivas em Chennai, Índia). *Arch Oral Biol.* 2006; 51: 512-9.

• Thiery JP, Sleeman JP. "Complex networks orchestrate epithelial- mesenchymal transitions". *Nature Reviews Molecular Cell Biology.* 2006; 7: 131-142.

• Thomas GT, Lewis MP, Speight PM: Matrix metalloproteinases and oral cancer. *Oral Oncol.* 1999, 35:227-233.

• Thomas GR, Nadiminti H, Regalado J. Molecular predictors of clinical outcome in patients with head and neck squamous cell carcinoma. *Int J Exp Pathol.* 2005;86:347-363

• Thuault S, Tan EJ, Peinado H, Cano A, Heldin CH, Moustakas A. HMGA2 and Smads co-regulate SNAIL1 expression during induction of epithelial-to-mesenchymal transition. *J Biol Chem.* 2008; 283(48):33437-46.

• Tolbert PE, Shy CM, Allen JW. Micronúcleos e outras anomalias nucleares em esfregaços bucais: Desenvolvimento de métodos. *Mutat Res.* 1992; 271:69-77.

• Tomaskovic-Crook E, Thompson EW, Thiery JP. Epithelial to mesenchymal transition and breast cancer (Transição epitelial para mesenquimal e cancro da mama). *Breast Cancer Res.* 2009; 11: 213.

• Trimboli AJ, Fukino K, de Bruin A, Wei G, Shen L, Tanner SM, Creasap N, Rosol TJ, Robinson ML, Eng C, Ostrowski MC, Leone G: Diret evidence for epithelial-mesenchymal transitions in breast cancer. *Cancer Res.* 2008; 68(3):937-945.

• Truelson JM, Fisher SG, Beals TE, McClatchey KD, Wolf GT. DNA content and histologic growth pattern correlate with prognosis in patients with advanced squamous cell carcinoma of the larynx. *Cancer.* 1992; 70:56-62.

• Tse JC, Kalluri R. Mechanisms of metastasis: epithelial-to-mesenchymal transition and contribution of tumor microenvironment. *J Cell Biochem.* 2007; 101:816-29.

• Ueta E, Osaki T, Yoneda K, Yamamoto T. Functions of Salivary Polymorphonuclear Leukocytes (SPMNs) and Peripheral Blood Polymorphonuclear Leukocytes (PPMNs) from Healthy Individuals and Oral Cancer Patients. *Clinical Immunology and Immunopathology.* 1993; 66(3): 272-278.

• Uraguchi M, Morikawa M, Shirakawa M, Sanada K, Imai K. Ativação da expressão e sinalização da família WN no carcinoma de células escamosas da cavidade oral. *J Dent Res.* 2004; 83(4):327-332.

• Van der Stappen JW, Hendriks T, Wobbes T. Correlação entre a atividade colagenolítica e o grau de diferenciação histológica em tumores colorrectais. *Int J Cancer.*1990; 45: 1071-1078.

• Vieira LD, Vieira BJ, Guimaraes AM, Aarestrup FM. Perfil celular do infiltrado inflamatório peritumoral no carcinoma de células escamosas da mucosa oral: Correlação com a expressão de Ki67 e graduação histológica. *BMC Oral Health* 2008, 8:25-34.

• Wang X, Goode EL, Fredericksen ZS, Vierkant RA, Pankratz VS, Liu-Mares W, Rider DN, Vachon CM, Cerhan JR, Olson JE, Couch FJ. "Associação da variação genética em genes implicados no complexo de destruição da beta-catenina com o risco de cancro da mama". *Cancer Epidemiol Biomarkers Prev.* 2008; 17 (8): 2101-8.

• Wang ZY, Qiu BF. Aumento da Expressão da Matriz Metaloproteinase-I e 3 em Pacientes em Remissão de Colite Ulcerativa Dependente de Esteróides. *Gastroenterology Research.* 2010; 3(3):120-124

• Warnakulasuriya S. Global epidemiology of oral and oropharyngeal cancer (Epidemiologia global do cancro oral e da orofaringe). *Oral Oncol.* 2009; 45: 309-16.

• Weijers M, Snow GB, Bezemer DP, Wal JE, Waal I. O estado das margens cirúrgicas profundas no carcinoma espinocelular da língua e do pavimento da boca e o risco de recorrência local; uma análise de 68 pacientes. *Int J Oral Maxillofac Surg.* 2004; 33(2):146-9.

• Weller PF, Goetzl EJ. The Human Eosinophil: Role in host defense and tissue injury. *Am J Pathol.* 1980; 100: 793-820.

• Wijnhoven BPL, Dinjens WNM, Pignatelli M. E-cadherin-catenin cellcell adhesion complex and human cancer. *Br J Surg.* 2000; 87: 9921005.

• Williams CM, Engler AJ, Slone RD, Galante LL, Schwarzbauer JE. "A expressão da fibronectina modula a proliferação de células epiteliais mamárias durante a diferenciação acinar". *Cancer Research.* 2008; 68 (9): 3185-92.

• Wyatt CA, Geoghegan JC, Brinckerhoff CE. Inibição da metaloproteinase-1 da matriz em células MDA-231 mediada por ARN de cadeia curta: efeitos na destruição da matriz e no crescimento do tumor. *Cancer research.* 2005; 65(23): 11101-8.

• Xu HT, Wang L, Lin D, Liu Y, Liu N, Yuan XM, Wang EH. A expressão anormal da P-catenina e a expressão reduzida da axina estão associadas a uma fraca diferenciação e progressão no cancro do pulmão de células não pequenas. *Am J Clin Pathol.* 2006; 125: 534-541.

• Yamamoto E, Miyakawa A, Kohama G. Modo de invasão e metástases nos gânglios linfáticos no carcinoma de células escamosas da cavidade oral. *Head Neck Surg.* 1984;6(5):938-47.

• Yang CC, Zhu LF, Xu XH, Ning TY, Ye JH, Liu LK. A metaloproteinase de matriz tipo 1 da membrana induz uma transição epitelial para mesênquima e propriedades semelhantes às das células estaminais cancerígenas nas células SCC9.*BMC Cancer.* 2 013 ;13:171

• Yang J, Mani SA, Donaher JL, Ramaswamy S, Itzykson RA, Come C, Savagner P, Gitelman I, Richardson A, Weinberg RA. Twist, um regulador principal da morfogénese, desempenha um papel essencial na metástase tumoral. *Cell.* 2004; 117: 927-939.

• Yang J, Mani SA, Weinberg RA. Explorando uma nova reviravolta na metástase tumoral. *Cancer Res.* 2006; 66: 4549-4552.

• Yang J, Weinberg RA. Epithelial-mesenchymal transition: at the crossroads of development and tumor metastasis. *Dev Cell.* 2008; 14:818-829. [PubMed]

• Yang JD, Nakamura I, Roberts LR: O microambiente tumoral no carcinoma hepatocelular: estado atual e alvos terapêuticos. *Semin Cancer Biol.* 2011,21:35-43.

• Yang L, Lin C, Liu ZR. A RNA helicase P68 medeia a transição epitelial mesenquimal induzida pelo PDGF, deslocando a Axin da beta- catenina. *Cell.* 2006; 127:139-155

• Yang MH, Chang SY, Chiou SH, Liu CJ, Chi CW, Chen PM, Teng SC, Wu KJ. A sobreexpressão de NBS1 induz a transição epitelial-mesenquimal e a coexpressão de NBS1 e Snail prediz metástases de cancro da cabeça e pescoço. *Oncogene.* 2007; 26(10):1459-67.

• Yang TL, Wang CP, Ko JY, Lin CF, Lou PJ. Association of tumor satellite distance with prognosis and contralateral neck recurrence of tongue squamous cell carcinoma. *Head Neck.* 2008; 30: 631-638.

• Yen CY, Huang CY, Hou MF, Yang YH, Chang CH, Huang HW, Chen CH, Chang HW. Avaliação do desempenho da fibronectina 1 (FN1), da integrina a4pi (ITGA4), do sindecan-2 (SDC2) e da glicoproteína CD44 como potenciais biomarcadores do carcinoma espinocelular oral (OSCC). *Biomarkers.* 2013; 18(1):63-72.

• Yokoyama K, Kamata N, Fujimoto R, Tsutsumi S, Tomonari M, Taki M, Hosokawa H, Nagayama M. Increased invasion and matrix metalloproteinase-2 expression by Snail-induced mesenchymal transition in squamous cell carcinomas. *Int J Oncol.* 2003; 22(4):891-8.

• Yook JI, Li XY, Ota I, Fearon ER, Weiss SJ. Wnt-dependent regulation of the E-cadherin repressor snail. *J Biol Chem.* 2005; 280(12): 11740-8 .

• Yook JI, Li XY, Ota I, Hu C, Kim HS, Kim NH, Cha SY, Ryu JK, Choi YJ, Kim J, Fearon ER, Weiss SJ. A cascata Wnt-Axin2-GSK3beta regula a atividade de

Snail1 em células de cancro da mama. *Nat Cell Biol.* 2006; 8(12):1398-1406.

• Yoskizaki T, Maruyama Y, Sato H, Furukawa M: A expressão do inibidor tecidular da metaloproteinase-2 da matriz correlaciona-se com a ativação da metaloproteinase-2 da matriz e prevê um mau prognóstico no carcinoma espinocelular da língua. *Int J Cancer.* 2001, 95:44-50. [PubMed]

• Yusra S, Yokozaki H: Biological significance of tumor budding at the invasive front of human colorectal carcinoma cells. *Int J Oncol.* 2012, 41(1):201-210.

• Zeisberg M, Bottiglio C, Kumar N, Maeshima Y, Strntz F, Muller GA, Kalluri R.Bone morphogenic protein-7 inhibits progression of chronic renal fibrosis associated with two genetic mouse models. *Am J Physiol Renal Physiol.* 2003; 285(6):1060-1067.

• Zeisberg M, Hanai J, Sugimoto H, Mammoto T, Charytan D, Strutz F, Kalluri R. BMP-7 counteracts TGF-beta1-induced epithelial-to-mesenchymal transition and reverses chronic renal injury. *Nat Med.* 2003; 9(7):964-968.

• Zeisberg M, Neilson EG. Biomarcadores para transições epiteliais-mesenquimais. *J Clin Invest.* 2009;119(6): 1429-37 [PubMed][Artigo PMC gratuito]

• Zeisberg M, Strutz F, Muller GA. Fibrose renal: uma atualização. *Curr Opin Nephrol Hypertens.* 2001; 10:315-320.

• Zhao D, Tang XF, Yang K, Liu JY, Ma XR. A sobre-expressão da quinase ligada à integrina está correlacionada com a expressão aberrante de Snail, E-caderina e N-caderina no carcinoma oral de células escamosas: implicações na progressão do tumor e nas metástases. *Clin Exp Metastasis.* 2012; 29: 957-969.

• Zhi-gang C, Xiao-jian S, Yan G, Ming-jie W, Cun-yu W, Guang-yan Y. Padrão de expressão da P-catenina no carcinoma oral primário de células escamosas, *Chin med J.* 2008;121(19):1866-1870.

• Zhou BP, Deng J, Xia W, Xu J, Li YM, Gunduz M e Hung MC: Regulação dupla de Snail por fosforilação mediada por GSK-3beta no controlo da transição epitelial-mesenquimal. *Nat Cell Biol.* 2004; 6:931-940.

• Zhou Y, Li L, Liu Q, Xing G, Kuai X, Sun J, Yin X, Wang J, Zhang L, He F. "E3 ubiquitin ligase SIAH1 mediates ubiquitination and degradation of TRB3". *Cell Signal*. 2008; 20 (5): 942-8 .

• Zhu EX, Li XM, Zhu L, Yao B, Xiao J. Expressão de Wnt5a e B- catenina no carcinoma oral chinês de células escamosas da língua. *J Hard Tissue Biology*. 2005; 14(2):247-284.

• Zhu Y, Spitz MR, Lei L, Mills GB, Wu X. Um polimorfismo de nucleótido único no promotor da metaloproteinase-1 da matriz aumenta a suscetibilidade ao cancro do pulmão. *Cancer Res*. 2001; 61: 7825-7829

• Zhurinsky J, Shtutman M, Ben-Ze'ev A. Plakoglobina e B-catenina: interações proteicas, regulação e papéis biológicos. *J Cell Sci*. 2000; 113: 3127-3139.

• Zini A, Czerninski R, Sgan-Cohen HD. Oral cancer over four decades: epidemiology, trends, histology, and survival by anatomic sites. *J Oral Pathol Med*. 2010; 39: 299-305.

• Zinzindohoue F, Blons H, Hans S, Loriot MA, Houllier AM, Brasnu D, Laccourreye O, Tregouet DA, Stucker I, Laurent-Puig P. Single nucleotide polymorphisms in MMP1 and MMP3 gene promoters as risk fator in head and neck squamous cell carcinoma. *Anticancer research*. 2004; 24(3b):2021-6.

• Ziober BL, Silverman SS Jr, Kramer RH. Adhesive mechanisms regulating invasion and metastasis in oral cancer (Mecanismos adesivos que regulam a invasão e a metástase no cancro oral). *Crit Rev Oral Biol Med*. 2001; 12(6):499-510.

• Zygogianni AG, Kyrgias G, Karakitsos P, Psyrri A, Kouvaris J, Kelekis N, Kouloulias V. Oral squamous cell cancer: early detectionand the role of alcohol and smoking. *Head Neck Oncol*. 2011; 3: 2-12.

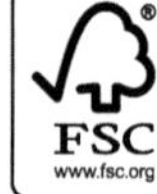

Printed by Books on Demand GmbH, Norderstedt / Germany